サイコパスのすすめ

人と社会を操作する闇の技術

P・T・エリオット

松田和也 訳

青土社

サイコパスのすすめ　目次

序　7

第1部　参入之巻

第1章　奴らは君をどう見てる？　14
第2章　信念と認知バイアス　36
第3章　君に適した仕事　45
第4章　面接必勝法　68
第5章　パーソナリティ　100
第6章　権力　115

第2部　下剋上之巻

第7章　効果的なキャラを作る　132
第8章　変装と再充電　148
第9章　低い位置の果実　163
第10章　味方　175
第11章　プレッシャー　181
第12章　敵　212
第13章　サイコパス対サイコパス　221

第14章　勝利　225
エピローグ　241
謝辞　243
参考文献　244
原注　247
翻訳者あとがき　259

サイコパスのすすめ　人と社会を操作する闇の技術

わしはちっとばかり本気でおまえを尊敬しておるんだ。おまえは偉大なる品性を備えた知識人で、極めて勇気ある態度をとっておる。わしは品性などまるきりない知識人だから、おまえの性格の立派さを認める理想的な立場にあるわけだ。

――ジョゼフ・ヘラー、『キャッチ＝22』

序

俺には実力がある……俺には創造性がある。俺は若い。くだらん遠慮をしない。仕事への意欲があって熟練している。要するに、社会は俺を失うわけにいかないと、言ってるんだ。俺は社会的財産だ。

——ブレット・イーストン・エリス、『アメリカン・サイコ』

君は会社で身動きが取れないと感じているサイコパスだろうか？　自分は無力で、攻撃に曝されていると感じているだろうか？　そのはずだ。何故なら今のこの時代は、君にとって危険だからな。多くの職場には、セーフスペースだの、デリケートなスノーフレイク*だの、「向社会的」文化だのが蔓延してる。そのために君は自分の無慈悲な本能を、これまで以上に慎重に抑制しなきゃならない。社会の中の内向的な、あるいは敏感な連中へのサポートが警戒レベルまで増大して、君の自然でシンプルな「欲望は善」というビジネス・アプローチがますます脅かされている。中にはいかにも誇らしげに、自分はポリコレなんかじゃないよ、と主張する輩がいたりもするが、騙されちゃいかん。ますます高まる向社会的行動の強制は恣意的なトレンドなんかじゃないし、いつの間にか立ち消えになってたりするようなこともありそうにない。何せ今や合衆国の仕事の八〇％以上はサー

＊　過敏ですぐに機嫌を損ねる連中

ビス業なんだ。そしてサービス業というのは反復的な顧客との相互関係[1]、そして満足が必要とされる。これはつまり、どんなに獰猛で、幼稚で、口うるさく、しみったれで、苛立たしい客ですら「満足させ」なきゃならない、そして君のことを親切で、礼儀正しく、有能な奴だと思わせなきゃならないということ……さもなくば連中は出口を出た途端に不満の赤ボタンを押すか、Yelpで君に星ゼロを付けて扱き下ろし、横柄なレビューを書込むだろう。そう、これこそわれわれが生きている世界。客は君を人質に取り、不公平なほど簡単にビジネスを破壊する。カリスマの暗黒面を暴くことには熱心な社会科学者連中[2]が何やら都合が良くて甘ったるい発見をする度に、ＨＲ*の女どもはジーンズの内側をびしょびしょにする。で、こういう皮相的な優しさみたいなのがますます求められ、君はますます雁字搦めにされてしまうってわけ。

同時に、今の君は過去のどんな時代よりも有名で人気者だ。これが第二の問題。つまり露見。みんなが君みたいになりたがる、何故なら君は自分の欲しいものをゲットするのを些かも恐れないからだ。実際、自己啓発ビジネスの「出世の仕方」部門の全ては、「普通の」人間がサイコパスのように行動することを可能とするようにデザインされている、とも言える。たとえその全ては善人を続けながら成し遂げることができますよ、と主張するにせよだ。君が秘密の内に他者に対処し操縦するメカニズムは絶えず研究され、その一挙手一投足をコピーされている。この種の本が豊富に引用している、新しくて「科学的根拠のある」洞察というのは、実際に人心操作の技術を完璧なものとする素晴らしいＴＩＰＳであり——それこそが君の専門分野なのだ。本書は、君の生得のスキル、自然な理解を研ぎ澄ますお手伝いをする。そして君以外の、その主の行動を試しにやってみようとはするものの、君が生まれ持っている超道徳的な剛毅や、プレッシャーに曝された時の尋常ならざる落ち着きに欠ける連中は叩き出す。

現在の政治的状況において、君はこれまで以上に研究され、議論され、模倣される対象となっている。トランプ大統領は本書で説明する心理的ツールの多くを用いて大成功を収めている。彼は認知の具現化（力を表すために姿勢を用いる）、確証バイアス（既に信じているものを大声で表現することを求める人々）、認知的不協和（矛盾する観念と不確実性を無視する）、ハロー効果（良きビジネスマンは良き指導者であると決めてかかる）、そして偏見（ステレオタイプへの依拠）の何たるかを理解している。これら全ては、後に詳述しよう。

君が君であることは利点でもある。

恐怖や罪悪感といった足枷に縛られない君は、これらのツールを本当の意味で使いこなすことができる。ホンモノのサイコパスにしかできない形で、この種の書物が常に約束している秘密、自己啓発運動の核にある暗黒の心臓部に参入することができるのだ。つまり、ただ欲しいからという理由で、その欲しいものを手に入れる方法だ……たとえ何が（あるいは誰が）邪魔をしようとも。厄介なのはこの点だ。みんながみんな、ただ欲しいからという理由で欲しいものを手に入れることは不可能。二人の人間が同じものを欲しがった時点で、もう既に袋小路だ。だが幸い、君には良心という重荷はない。君以外の良心ある連中は、欲しいものを手に入れるために他人に薄汚い真似をする

＊　人間関係管理部門

ってのを躊躇っちゃうんだな。つまりアドバンテージはサイコパスにある。自信満々に振舞えば鴨は意のままだと知っている詐欺師よろしく、君もまた他者の感情や動機を操作し、彼らではなく、君の欲しいものをゲットできる。最新の社会心理学、認知科学、社会経済学を駆使して、そのやり方を伝授しよう。

もしも君がサイコパスであり、しかもまだ娑婆にいるとしたら、それはきっと若い頃に気づいたからだ、自分は生き延びるために慎重に歩まねばならない、自分の本性を隠さねばならない、特別な存在だと。

デイル・カーネギーは何百万もの人間に広く読まれ、賞賛された有名な著作『人を動かす』で、自分の欲しいものをゲットする技法を惜しげもなく公開した。それも考え得る限り心優しいやり方でだ。にも関わらず、彼の最高の弟子はたぶん、チャールズ・マンソンだった。獄中の自己啓発の授業でカーネギーを学んだマンソンは、そこで人心操作のシンプルなアイデアを身に着けた(3)。つまり、望み通りに他人を動かす最も効果的なやり方は、それが自分自身の願いであるとそいつに思い込ませることだってね。このひとつまみの強力なアドバイスによってマンソンはチンケな車上荒しの人生を克服し、邪悪かつ影響力のあるセックスと死のキチガイカルト〈マンソン・ファミリー〉の教祖となった（合衆国の刑務所は、そんなことになるなんて思いもしなかったんだろうが）。

サイコパスである君は、こういうようなことの多くを本能で知っている。だがそろそろスキルを上げて、君の進化上のアドバンテージをさらに向上させるべき時だ。本書は正直一徹の商売を営んでいる人から、犯罪組織の親玉を目指している街のチンピラまで、あらゆるサイコパスが対象で、パクられることなく成功を収めるヒントが満載されている。現在の仕事の環境を、君にとって最大限の利益を生み出すものに変えていくことをお手伝いしようというわけだ。それも、もう古臭くなってしまった昔ながらの行動には頼らない。本書のＴＩＰＳに従えば、監獄《プリズン》を昇進《プロモーション》に変えることができるはずだ。

第1部

参入之巻

第1章　奴らは君をどう見てる？

もしそれが本当なら——君が私の正体を知らないなら——君の取るべき道は、いいかい、そろそろと歩くことだ。

——ウォルター・ホワイト、『ブレイキング・バッド』

君にとってはこれらの用語はすでにお馴染みだね。しばしば好き勝手に用いられるから、その一般的な意味はいい加減なものだが、それでも刺激的だ——「サイコパス」「ソシオパス」「ナルシスト」「マキャヴェリアン」「反社会的」「社会不適応」「不道徳」「病的」「矯正不可」「邪悪」「道徳観念のない糞野郎」「詐欺師」「変質者」「出来損ない」「悪漢」「卑劣漢」「サイコ」。チャームスクール*じゃ教えて貰えない、暗くて胸糞悪くなる言葉たちだ。古代ギリシア人ですら、君を「不徳」と呼んでいた(1)。いろんな言われ方をしたもんだが、だから何なんだ、全然気にもしてないだろ。

君は基本的に、他人を操るためにその感情を測ろうとする時以外、感情なんぞに時間を浪費することはない。悪口なんて言われたところで、君の感情は傷ついたりしない。何故なら、そもそも初めから本気の感情なんぞ持ち合わせていないからな。サイコパスとして成功するには、まずは自分を上手く隠すこと。そのためにはみんなが君をどう思っているのかを知る必要がある。騙しの達人にならない限り、君は安全ではないのだ。だからこそ、まずはここから始めよう——君自身、そして精神科医に神経科学者にジャーナリスト、その他の諸々の、君を嗅ぎ出そうとする小うるさい馬鹿共の使う「見分け方」の類いから。

他のことはともかく、これだけは肝に銘じとけ――「より良いことは、隠れている者にやって来る」。

過去二〇年以上もの間にアメリカ人全般、特に企業文化はますますサイコパス的になった[2]。ナルシシズムが台頭し、共感は低下した。つまり、君は時流に乗ってるということだ。みんなが君に魅了されている。君の同類の中で一番黒い連中は犯罪的なロック・スター。TVの電波の終わりなき犯罪ドラマや、蠱惑的でゾクゾクさせるような気迫に満ちた歴史ドラマの中に棲み着いている。人々の見るところ、君の同類の中で最も輝かしい連中は国家を運営し、何億人もの人間を支配し、何も考えずにコーラを嗜み、混み合ったウォール街のレストランで胸を叩かんばかりに大袈裟に心を込めて歌う、恐れ知らずの化け物どもだ。誰もが君に夢中[3]。だがそんなのはもう終わりだ。こんなにも多くの人間が君に興味を持っているというのは満更でもないかも知れないが、それはまた、好ましからざる関心と詮索を招くことにもなる。絶対にサイコパスを話題に出すな。自分をサイコパスに準えるな。たとえそれが君を「クール」に見せる場面でもだ。そんなことに価値はない。

とは言うものの、君の同類の中でも最も有名かつ悪名高い連中――情け容赦のない専制君主、シ

＊　社交上の礼儀作法や身だしなみ、教養、話術などを教える学校。

リアルキラー、カルトの教祖——もまた、実際には君にとっては好都合だ。こういうサイコパスが目立ってくれればくれるほど、そして連中が異常であればあるほど、連中の振る舞いは君の隠れ蓑になってくれる。連中の極端で暴虐で異常な性質は君とは程遠いものに見えるからね。連中と比べれば、君は比較的平凡に見える。だからそれを維持すべきだ。

多くの試算によればアメリカ人の一〇〇人に一人がサイコパスであるとされるが、中には二五人に一人という見積りもあり、女よりも男に「遙かに多い」とするものもある。[4] それによると、割合は男三人に対して女は一人。[5] このような甚だしい数字の不一致については後述するが、どの数字に拠るとしても、君みたいのは大勢いる。中でもそのトップ・メンバーは大成功を収めており、幾つかの報告によればビジネスにおける上級職の三－四%はサイコパスで占められているという。[6] またとある論文に至っては、CEOの二〇%はサイコパスだ、とまで極端化している。[7] そう言ってるのは何も筆者じゃない、刑事司法制度のお世話になってる君の同類の割合もまた同じように極端化されている。受刑者の少なくとも一六%がサイコパスなのだ。[8] 受刑者の膨大な数を考慮すれば、つまり男のサイコパスの九三%は獄中にいるか、あるいは仮釈放中ということになる。[9] 君らみたいなのが糞の山ほどいるってことだ。君の成功の窓は小さい。だから正しくカードを切る方法を知らねばならない。ここは君にとっては危険な世界なんだから。

「つまり俺たちは一%《ワンパーセンター》の人間なのさ。別に世の中に迎合する気も無いし、誰にどう思われてもなーんも気にしないっていう、市民社会の一%のはぐれ者」——永久記録のために語るヘル

ズエンジェルズの一人

――ハンター・S・トンプソン『ヘルズエンジェルズ』

もしも君が頑固者で、手に入る統計は全部ほじくり返したいなんて思ったりしたら、矛盾する結果の全てをばりばり食い尽くしてしまう研究はいくらでも見つかる。それこそがサイコパスの秘めたる能力だからだ――君という人間が正確には何者なのかについて、意見の一致する者は誰もいない。ある者は言う、「サイコパスなどというものは存在しない。サイコパスの定義を問うことは、神経衰弱の定義を問うようなものだ[10]」。『サイコパスを探せ!』の著者ジョン・ロンソンは言う、「一番狂っている部分を見て人を判断してはならない。トニーは何であるかというと、彼は半サイコパスだ。彼はグレーゾーンを好まない世界の中でグレーゾーンにいる。だがそのグレーゾーンにこそ、複雑性がある。そこにこそ人間性があり、真実がある[11]」。では厳密に言って、サイコパスとは何であるのか? 君の気性に関する不正確さ、不一致は、君が「ファッキン・サイコ」と罵られ、弁明せねばならなくなった時に、完璧なアリバイを提供する。二語で十分だ。「証明してみろよ《プルーヴ・イット》」。

この混乱のド真ん中に、一〇〇万ドルの問いがある――サイコパスは本当に優勢になりつつあるのか? われわれの繁殖習性と資本主義の文化が、ますます君の同類を生み出しているのか? それとも、人々を安易にサイコパスと呼び、彼らをそう分類することで、そのブランドを稀釈しているだけなのか?

専門家曰く

心理学者や神経科学者らは長年にわたり、君の流動的な内面の状態をより厳密に記述し診断しようと試みてきた。Psychopath という言葉は、ギリシア語の「精神 psyche」と「苦しみ pathos」に由来しているが、その意味は全方位的で頭の中がしっちゃかめっちゃか、あまりにも一般的過ぎてもはや事実上無意味と言える単語だ。まあ、全ての人間は何らかの意味で頭の中がしっちゃかめっちゃかなわけだが。一八〇〇年代末、フランスの医師フィリップ・ピネルは君の「疾患」に対して「非妄想性躁病《マニ・サン・デレール》」という新たな名称を与えた。つまり君は道徳的抑制を持たない情緒的異常者でありながら、にも関わらず影に向かって叫んだり壁に向かってぶつぶつ言ったりすることなく行動できる人間、と記述したわけだ。知能は正常だが、情緒的な障害者ってわけ。さあ、面白くなってきたぞ。

イギリスのヴィクトリア朝の連中は、このような症例の増加を工業化や資本主義、それに宗教の衰退の所為にした。アメリカでは、節制と道徳的衛生運動が猛威を揮っていた頃、サイコパスは頽廃がもたらした悪と見做されていた——一種の社会的病弊、あるいは道徳的堕落というわけだ。今日では、ピネルの記述の「非幻覚性」という部分は正気であることの適切な定義であると考えられていて、一般に裁判所がサイコパスと見做した犯罪者が狂気と認定されて無罪となることはない。「サイコパスの殺人犯は……現在の法的・精神医学的基準に従えば、狂人ではない[12]」。

蛆虫の缶を開ける

一方的な会話をこちらの思い通りにコントロールしたいなら、自信満々の訳知り顔で戯言を垂れる敵を、解答不能な質問で黙らせてやるのが最上だ。例えばこんなの——

君「ふ、そうだな、実に面白いことに、行動の適切・不適切についての当たり前に受け入れられてる基準なんて、いつだって時間とともにあっさり変わってしまうものさ。たとえば昔はコカインは合法だったし、娼婦には投票権なんてなかっただろ。じゃ、『社会的病弊』ってのは実のところ何なんだ？　どういう意味？　誰が決める？　決める奴を誰が選ぶ？　政府か、教会か、監獄か、病院か？　そりゃ何か、社会的に好まれない行動は病気ってことにしときましょうってことか？　まあ、昔はそうしてたんだけどね……」

一九二八年、ジークムント・フロイトは、かなり慎重に、君という人間に対するかなり近代的な定義をして見せた——

犯罪者には二つの特徴が本質的に備わっている——満たされることのない我欲にとり憑かれていること、そして激しい破壊的な傾向を備えていることである。そしてこの二つの特徴に共通し、それが表現されるための前提となっているのは冷酷さであり、対象（特に人間）に対す

る愛情のこもった評価の欠如である。(13)

だが、彼はそれ以上深入りすることはなかった。一九三〇年代に人々は君を「サイコパス」と呼び始めたが、むしろ却って訳が解らなくなっただけだ。一九四一年、精神科医のハーヴェイ・クレックレイは「サイコパス」の概念の方向を変え、君を必然的に犯罪と疾患に至る「明白な不調和のパターン」を追求する攻撃的な心的傾向の持ち主と定義した。彼の著書『正気の仮面』によれば、サイコパスは「外面的には健全な生物有機体であり、優れた外縁機能を示すが、中心においては欠損もしくは障害があり、その能力は……常に正気の目的のために利用することができない、あるいは自己破壊およびその他の深刻な病理的結果に向けて働くことを防ぐことができない(14)」。われわれは「優れた外縁機能」を保っているんですと。ありがたいね。だがクレックレイはたぶん、社会には数多くの成功したサイコパスがいるということに気づいていない。彼は自分の研究対象の幅広さと多才さを過小評価していたわけだ。

クレックレイは一九六四年に自分の立場を明らかにした。曰く、君という人間は――

皮相的な魅力と高い知性［を持つ］。妄想その他の非合理な思考の徴候はない。「神経質」その他の神経症的症状もない。信頼性の欠如、不誠実、不正直。自責や羞恥心の欠如。動機の不十分な反社会的行動。貧弱な判断力、経験に学べない。病的な自己中心性と愛情の欠如。全般的に主要な情緒的反応に乏しい。特有的な洞察力の欠如。全般的な人間関係における無反応。

酩酊時（時に素面で）の奇矯で好ましくない行動。自殺を遂行することは滅多に無い。性生活は人間味がなく、平凡で、統合されていない。生活設計に従うことができない。(15)

一九九三年、心理学者ロバート・D・ヘアは著書『診断名サイコパス』でより詳細な定義を行なった。曰く、サイコパスにはしばしば情緒／人間関係において以下のような六つの特徴を持つ。

口達者で皮相的
自己中心的で傲慢
良心の呵責や罪悪感の欠如
共感能力の欠如
狡猾、他者を操作する
浅い感情

また、以下のような六つの社会的異常性を示す。

衝動的
行動をコントロールすることが苦手
興奮がないとやっていけない

責任感の欠如
幼い頃の問題行動
成人してからの反社会的行動[16]

生まれてこのかた洞窟住まいで、自分自身に関する記事をネットで検索したことが一度もないという奇特な人でもない限り、君ならこんなこと既に知っているだろ。だから簡単にいく。ヘアは「サイコパシー・チェックリスト」、別名「PCL－R」を作成した。サイコパシーのレベル、というか度合いを計るものだ。これらの特徴に加えて、全二〇項目から成るチェックリストには、次のようなものが含まれている。

病的な嘘
寄生的生活様式
乱交的な性関係
幼少期からの行動上の問題
現実的で長期的な計画の欠如
数多くの短期的結婚・離婚歴
保護観察あるいは執行猶予の取り消し
多種類の犯罪行為[17]

この「サイコパシー・チェックリスト」は法執行機関の精神科医なんかがよく使うもので、つまり個人の性格を「読み取る」方法を理解するには本来はプロの免許が要るってこと。君の得点は、各特徴ごとにどの程度当て嵌まるかという彼らの判断に基づく。〇点——当て嵌まらない。一点——多少当て嵌まる。二点——完全に当て嵌まる。総合点は〇から四〇までとなる。明らかに、これらの項目の多くで二点を取るのは君にとってよろしくなさそうだ。だがここでもまた、ヘアが専ら対象としていたのは犯罪者の集団だ。彼のテストは君が既に監獄にぶち込まれて、逃げも隠れもできないような状態なら大いに役に立つかもしれない。だが君がまだ娑婆にいるなら、君は用心の仕方を知っているということだ。ヘア自身も言っている、「もしも刑務所でサイコパスの調査をしていなかったら、証券取引所でやっていただろう[18]」。では、なぜ彼はウォール街に行かないのか？　曰く、それは難しいからだと。「囚人は与しやすい。研究者に会うのを楽しみにしている。単調な日々のちょっとした刺激になるからだ。だがCEOとか政治家は……[19]」。

「オン・ザ・スペクトラム」という言葉を聞いたことがあるだろう。単なる臆病から強迫的な状態まで、幅広く異常な奴、あるいは単に妙な口呼吸をする奴なんかを冷やかすのに使うフレーズだ。これは被験者を軽度からレインマンまでの間の自閉症スペクトラムのどこかにピン留めすることを意図している。多くの者は、いわゆる「サイコ野郎」もまた同様にこのスペクトラムのどこかにいると感じている。「成功している」サイコパスは、ヘアのチェックリストで言えばだいたい二〇点くらいのところかな。神経科学者にして自己診断によるサイコパスであるジェイムズ・ファロン曰く、「サイコパシー・スペクトラムにはスイートスポットがあると思う。ヘア尺度で二五〜三〇点の人は確かに危険だが、二〇点周辺の人——厚かましくて活気があり、そして不埒な人々——は、私たちの周囲には数多く必要なのだ。人類の活動と順応性を維持し、存続を図るために」[20]。

『精神障害の診断と統計マニュアル（DSM－5）』は、君の症状を公式に「反社会性パーソナリティ障害」つまり「他者の権利を軽視し侵害する広範なパターン」という傘の下に、極めて幅広く記述している。

「日和見《プッシーフッティング》」の最たるもんだね。君は自分自身のカテゴリすら解らない。こいつらは今のところ、何か決定的なことを言うなんて真っ平なんだ[21]。それにここでもまた、この診断は破壊的で非合法な活動に取り憑かれた人間に焦点を置いている。成功しているまともなサイコパスは含まれない。ただ、社会的不適応の徴候がなくとも診断可能な、承認済みの内在的な「病気」の存在だけは指摘しているが。これら有名な研究の全ては、君らの中でも最後には監獄にぶちこまれて終わる人間だけを相手にしている。じゃあ、ウォール街やホワイトハウスにいる連中は？　どうでもいい。そういう奴らは連中の循環論法と狭い視野の中で好きにさせとけ。少なくとも、君は自分が連中にどう思われてるかを知っている。

特例：ナルシストの場合

言うまでもなく、ナルシストってのは特例だ。ナルシストである君はそんじょそこらのサイコパスじゃない。他人の注目と賞賛を集めることに取り憑かれている。君には専用のDSM－5の項目がある。君は人に好かれ、敬われることが必要なんだ、まるで人生の全てが延々と続く中学一年生の人気コンテストみたいにね。それ以外の君の特徴の多くは普通のサイコパスと変わらないから、本書は君にとっても役立つと思うよ。ただ、君の注目されたいって欲求、いつもいつも評価されたいって「フィード・ザ・ホール」的渇望はこの本の範囲外だから、君のエゴをどうやって撫で付けるかに関するアドバスについては他を当たってくれ。けど、そこ以外の君のパーソナリティにとっては、本書は物凄く有益だよ。言ったように、この本は精神という砂にあれこれ説明図を書くんじゃなくて、のし上がるってことに主眼を置いている。だから、一緒に行こうや。この先、君が本当に得意なことのひとつやふたつ、示してあげられるから。それに、ごく普通のサイコ野郎だって君から学べることがあるしね。

君を巡っては、これまでにも数多の意味論的取組みが為されてきた。臨床家たちがサイコパシーに関する幅広い記述を、いろいろな名前付きの疾患として細かく分類してきたからだ。例えば、「ダーク・トライアド」は幾つかの明確な特徴にハイライトを当てて、マキャヴェリアンとサイコパス、ナルシストを分けようとする。また、サイコパスが物理的脅威に対して攻撃的に反応するのに対して、ナルシストはエゴへの脅威に対して攻撃的に反応する、という分類もある。[22]「氏か育ちか」に関するとある研究によれば、サイコパスが虐待によって形成されるのに対してサイコパスは生まれつきのものだという。[23] そもそも実際、違いなんてあるのか？　もちろん。だけどそんなのは、君ら全員に共通する巨大な暗黒のコアに比べれば、些細な差異に過ぎない。

心理学者が定義と意味論に拘ってきたのに対して、神経科学者はサイコパシーの肉体的特徴の可能性を研究し、機能不全の神経活動と大脳辺縁系の異常をマッピングすることで人名録の定義に着手している。[24] この分野の主要研究者の一人であるジェイムズ・ファロンは、図らずも彼自身の脳走査写真にこれらのサイコパシー特有の異常があるのを発見した。彼の友人や家族はこの診断を快く受け入れたが、彼は別に犯罪的な行動をしてるわけではないし、これまでの人生をきっちり高度に運営している。

なら、結局どういうことなのか？「キチガイ」とか「才気縦横」と同じく、サイコパシーというのもひとつの精神の状態であり、これまでのところは決定的で具体的で病理学的な診断を擦り抜けている。君は複雑な生き物だ。精神科医を擁護するなら、これは結局、起源は心理学か、生理学かという問題なのだ。子供のころの虐待が君の大脳辺縁系に影響するのか？　脳が健全なのに余裕で不適応パーソナリティ検査を通ってしまったら、それでも君はホンモノのサイコパスと言えるか？　異常な脳で、それでも素敵な善人みたいに振舞ってるなら？　知るかっての。どうだっていい。まあでも、これらはいずれも興味深い問題だから、他人に特定されそうになったらこういう論法で上手く誤魔化すといいよ。

真実の告白

「回復なんてする必要はないんだ。もう十分回復している。私は二一世紀の男だよ。いいかね、われわれ全員の中には旧い脳がある。感情的な脳で、恐怖と苛立ちに満ちている。でもその旧い脳の周りを、新しい精神が包んでいるんだ。理性的で、思慮深く、計画的で冷静な現代的精神が。この新しい精神は、人間がより進歩した社会を持つ、より複雑な存在へと進化すればするほど成長する。この新たな精神は旧い脳からの進化のさらなる一歩なのだよ、君。それはより進化している。サイコパスの場合、この旧い脳は新たな精神によって一般人よりもはるかに効率的に押し潰され抑制されている。王蛇《ボア》に巻き付かれた兎のように、新たな精神は旧い脳を絞め付けている。これは進化のさらなる一歩だ。いずれ、この新たな精神は旧い脳を完全に絞め殺すだろう。これこそ、サイコパスこそがこの地球上で最も進化した人間である理由なのだ」

――ジェイムズ・デュウィット、株売買人、ニューヨーク・シティ

アジェンダはいつもある。誰もが、君の精神を具体的に定義したり、君をますます小さな下位区分に押し込めるためにカテゴリ分類と定義を追究する理由（およびグラント申請）を持っている。だけどそんな連中にかかずらう義理はない。本書の目的からすれば、これ以後君らは全員、ただの「サイコパス」だ。もしもあなた様がこの問題に関する専門家で、窓もない狭苦しいオフィスでこ

れを読んで、いい加減なこと書くなとかご立腹あそばしているなら、悪いことは言わない、時間の無駄だからこんな本はゴミ箱にでも叩き込んでおきなさいな。この本はあなた様に向けたものではございません。これはちょっとした勉強と楽しみと利益のために読んでいるサイコパス、およびそれ以外の賢い人向けの本なのです。

サイコパスの診断、というのはアル中の診断みたいなもんだと考えてもいい。アル中にもいろいろいる。入院させられてる奴、自称アル中、一見まともでその実アル中、ダメ人間のアル中、アルコールを燃料にしている天才、それに、何と呼ばれようとクソほども気にしない大酒呑み。人を特定のカテゴリに分類整理しようとする奴は誰であれ、そりゃ賛同して貰えることもあるかもだけど、下手すりゃ顔面にビール瓶を喰らう。同様に、サイコパスにもいろいろいる。犯罪者のサイコパス、生活の破綻したサイコパス、まともに働いてるサイコパス、カリスマ的な天才サイコパス、それに「てめえにゃクソ関係無え《ナン・オヴ・ユア・ファッキング・ビジネス》」サイコパス。

防衛について

憶えておこう、あらゆる侮辱は、ちょっと言葉遣いを変えるだけで嫌味なお世辞にもなる。衝動的？　いやむしろ「積極的」。ケヴィン・ダットンはヘアのサイコパスの特徴を、上手くポジティヴに言い換えてみせた。曰く、ある意味「カリスマ的、注目の的、メンタルがタフ、恐れ知らず、注意深い、行動的、自信、プレッシャーに強い[25]」。君を嘲笑する連中に対してはこういう言葉で言い返してやれ。ヘミングウェイの言う、勇気とは「重圧下の気品だ」も使えるね[26]。

一九七七年、ボストンで犯罪者ではないサイコパスを募集していた研究者のキャシー・ウィダムは、次のような求人広告を思いついた。これまた、君をポジティヴに見せてくれる。

あなたは野心的ですか？

被験者を求める心理学者です。エキサイティングで直情的な人生を送ってきた、野心的で楽天的な人を研究対象としています。もしもあなたが、何でもやってやろうという人で、報酬付きの実験に参加する意志がおありなら、氏名、住所、電話番号、そしてあなたがどれほど興味深い対象であるかを示す簡単なプロフィールをお送りください……

急募――魅力的、積極的、楽天的な人。衝動的で無責任でも、人あしらいが上手く、自分勝手な人を募集します。(27)

ついにヘアはチェックリストの文言なんぞに全く感銘を受けないサイコパスと会見した。彼は、次のような遙かにポジティヴな解釈を提供した。これこそ君にとって一発逆転の捻りだ。

口達者で皮相的↓「言うべきことをハッキリ言うことの何がいかんのです？」
自己中心的で傲慢↓「上を目指さなきゃ、どうやって何かを達成するんです？」
狡猾、他者を操作する↓「われわれは誰であれ、ある程度は他者を操作しますよ。操作ってそそもそも一般的に言って悪いことなんですかね？」

衝動的→「それってつまり創造的で、今を生きていて、自発的で自由だってことですよね」

行動をコントロールすることが苦手→「乱暴で攻撃的な行動というのは、防衛機能だったり、単なるハッタリだったり、ジャングルを生き抜くツールだったりしませんかね」

興奮がないとやっていけない→「決まり切った、単調な、面白くもないものを拒否する勇気です。危険と隣り合わせに生きる、リスキーなことをする、ワクワクする、チャレンジングな活き活きした人生を存分に味わうってことです。退屈で鈍い、死んだような人生の代わりにね(28)」

君は伝説

他人を操作する最も強力なやり方のひとつは信念だ。信念こそが、本書を君のために活用する方法を理解し、その真価を認めるのに必要な、本質的な力なのだ。これについては後々詳しく述べるが、ここではまず、君に関する一般人の信念を見てみることにしよう。このような一般的な信念に対してどう対処するかは、いかなる定義、統計、チェックリストの類いよりも、遙かに君の成功に直結している。

信念：君は凄い第一印象を与える。

真実。心理テストでマキャヴェリ的傾向で高得点を取る人はみなぎるような強い印象を与える。

相手は強いマキャヴェリ野郎を「賢い、大胆、野心的、支配的、説得力、自信、落ち着き、有能」と見做す。対してマキャヴェリ的傾向の低い奴は「臆病、優柔不断、騙されやすい、不甲斐ない、感情的、馬鹿」である。それに人は、強いマキャヴェリ野郎をより好む。(29) この事実——サイコパスはしばしば素敵な第一印象を与える——こそ、一部の専門家は「あらゆる心理学の中で最も厄介な発見のひとつ」と見做しているものだ。(30) ブラヴォー、だが……。

何より大事なのは、このことで自惚れないということ。何故か？ 最初の「輝き」の効果は、君の想像以上に色褪せるのが速いから。とある研究によれば、最初はナルシストに対してポジティヴな印象を抱いていた被験者が、僅か二時間半ほどで(31)彼らを「自惚れ屋《セルフ・エンハンサー》」としてネガティヴに捉え始めるという。だから第一印象の輝きを守るようにしなければならない。いや、誤解しないでくれよ、自分を高揚させることは成功の源でもある。だけどそれを適切に使うことが必要なのだ。この第一印象のアドバンテージというのは、トラック競技で第六レーンからスタートするみたいなもの。スタート位置自体はすごく前の方だ。だけどコーナーを回ると、みんな追いついてくるし追い越していく。君が走り方をちゃんと知らない限りね。

対処法：人と会う時には自分の優秀さを見せびらかしたいという衝動を抑え、長期にわたって良い印象を維持することに集中する。満悦して得意になりたいなら、席を外して誰もいない駐車場とか、誰にも見つからない所に行って、思う存分やるといい（この駐車場への逃避は、誰かの顔面を殴ってやりたくて堪らない時にもやるといいよ）。

信念：君には感情が無く、共感が欠如している。

多かれ少なかれ真実。その度合いは、君がどの程度サイコパスであるかによる。君は基本、他人のことなど気にしない。だが君が感情を感じないという事実は決して他人に悟られてはならない。たとえ君が診断テストの特定の文言に強く同意するとしても、それを誰に対しても認めてはならない。例えば「一から五までで答えよ（一＝強く否定、五＝強く肯定）、『成功は適者生存に基づいている、敗者に興味は無い』『騙される奴は騙されて当然の馬鹿』」[32]。こんなのはビールを呑めばゲップが出るってくらいあからさまに誘導的な質問だが、絶対に引っかかるなよ。君が本心でどう思っていようと、こんなどこからどう見ても罠だと解る文言には同意してはならない。

対処法：冷たい、あるいは偉そうな言葉遣いを避ける。人のことを「情けない」とか、恐ろしい事故を「面白い」とか言わない。あからさまに下卑た態度を採らない。http://personality-testing.info/tests/LSRP.php のテストを素直にやってみて、サイコパシーで一位か二位を取るかどうかを見る。そしてもう二度と、ここで「強く肯定」するような文言に公然と同意したり、反復したりすることは避ける。

信念：他者の感情を読むのが苦手。

ほとんど間違い。君は感情自体は感じないが、他人の感情には魅了されるし、他人の気持ちを認識したり感情的な表情をコピーするために大変な労力を払う。恐怖の表情を読み取ることには長けていないという幾つかの証拠があるが[33]、多くのテストによれば君は学習能力が高く、他者の感情を認識する能力に欠陥があるわけではない[34]。
対処法：今の調子で頑張れ。他者の感情の状態を正しく読み取ることは効果的な操作に必要不可欠。相手の気分にこちらの反応を合せれば合せるほど、相手は君の言うことを受け入れるようになる。

信念：君は罪悪感を感じない。

罪悪感を感じることのない者は普通は楽しい時を過す。

——ラスト・コール、『TRUE DETECTIVE／二人の刑事』

真実。とは言うものの、君のタイヤを蹴飛ばしてボンネットの下を調べているHRは、何も罪悪感の有無なんかを探してるわけじゃない。むしろ君の攻撃性、同調性、信頼性、そして適性なんかを調べてるのだ。君の罪悪感の欠如については後に再び触れるが、それは君がそれを理解して、利用できるようになってからの話だ。

信念：君はほとんどの人間より賢い。

間違い。申し訳ないけど、科学的なテストを信頼する限りこの信念は正しいとは言えない。全体の中で君のIQは平均と比べて特に高くもないし低くもない[35]。だがそんなことはどうでも良いんだ、大事なのはIQテストではなく、君のことを賢いと思っている従順で偏見に満ちた人々の方だ。そういう人は、君が自分で自分を賢いと思っていて、平気で人に対してもそういう態度をとるからという理由で、素直にそう思い込んでいる。その調子で続けたまえ。何か苦手なことがあっても、そうじゃないふりをする。そんなことはある種の人間にとってはストレスだが、君にとってはお手の物だろう。憶えておけ――自信をそのまま示すことの効果は計り知れない。

「上手く行くまで、上手く行ってるふりをしろ」とか「自信は才能に勝る」とかは誰でも言うし、絶対に正しい。研究によれば、自分が語っている内容を知り尽しているかのように振舞う人は、たとえ実際には何も知らなくて言ってることも無茶苦茶でも、実際に知っている人と同様にそれについて詳しいと見られる。[36] この驚くべき事実を活用しよう。だいたい、このポスト＝トゥルースの時代には、いちいちファクトをチェックするなんざヲタクのための無意味な時間潰しに過ぎないのである。しかも今後はますますそうなって行く。秘訣は、自信満々に語りつつ、話題はなるべく大雑把なものにして、会話の内容が相手の専門分野に行かないように舵取りをすることだ。他人の操舵室で無闇に自信満々に語ると、思わぬ失態で化けの皮が剥がれることにもなりかねない。

対処法：自分のやっていることを熟知しているかのように振舞い続ける。

信念：君は特別だと感じている。

真実。君は確かに他人よりも優れているしもっと貰っても良いと考えている。だが、要求もしないで誰がくれる⁉　例外主義は君にも当て嵌まる！

信念：君には内的自己がない。
厄介な問題だ。

第2章　信念と認知バイアス

信念は真実に基づいていようといまいと、宇宙のほぼ全てだ。
——カート・ヴォネガット・ジュニア、『青ひげ』

どれほど理性的で、合理的で、論理的な存在だと主張しようとも、実際には人間というものは事実に基づいて判断することは稀だ。というか無い。人は事実の如何に関わらず、自分の信念に基づいて判断する。君が上手くやるためには、信念と日常生活におけるその働きを理解することが不可欠だ。信念を上手く利用することは他人を操作するための最強の武器。とはいえ、利用するのは君の信念ではなく、相手のそれだ。この力は幾ら評価しても足りないし、本書の核となる教義として繰り返し念を押しておく価値がある。

他者の信念を利用することは、望みのものを手に入るための最強の武器なのだよ。

神だの異星人だのを信じるのと質的には違いは無いのだが、信念それ自体を「宗教体験」という概念で片付けてしまうべきではない。むしろ信念とは、毎日の日常的な無数の決断の基準としている、普遍的な思考プロセスの結果と考えるようにしなければならない。どのシリアルを買うか？　どれが良いか——遺伝子組み換えでない、オーガニックでシュガーフリー、グルテンフリー、ファットフリー？　真実は何、流行りは何？　真実は手に入らないかも知れないし、結論はないかも知れない。そんなことよりもっと大事なことがあるかも知れない。だから父さんが好きだったシリアルを買う。いいね。だからまたそれを買う。前の時も買ったから。そうこうするうちにそれがお気に入りになる。そしてそれが最高の逸品になる。

人が何かを信じるようになるのは二つに一つだ。直接体験を通じてか（「この目で見たんだ」）、あるいは権威者がそう言ったから（「真実に違いない。ジェネラル・グリスが『ニューヨーク・タイムズ』でそう言ってるんだから」）。どちらを取るかは、一般にその人の性格による。ひとたび受け入れられると、信念は持続し、アクセスされ、信頼しうるソースとして繰り返し行動の基準となる。だからといって何も信念はずっと変わらないというわけでもない。明らかに常に変わり続けている。だが他人の信念を君の必要に合わせて変えるには特別のスキルが必要だ。

相手の信念をどうにかしようという時には、信念を生み出す相手好みの何かを提供してやるのが最も効果的だ。直接体験型の人には動かぬ証拠、検査結果、実例、写真、立証、等々。権威を受け入れるタイプの人には、上司や神がそう言ってたよと言ってやる。それから彼を一人にして、自分であれこれ考えさせる。信念に従って、どうするかを決めるだろう。体験と権威の他にも、何を信じるかを決めさせるものに**認知バイアス**がある

認知バイアス

認知バイアスは、人間が信念を形成するために特定の種類の情報を理解する際の普遍的傾向を説

明する。たとえその結果が非論理的、事実無根、その他のキチガイじみたものであったとしても、あるいは何が真実か、何が有益かに関する判断を誤らせるものであったとしてもだ。そして実際にそうなる。だが、それがわれわれを傷付けるものではなく、いまこの瞬間に「良い」ものであるなら、われわれの精神はそれが真実かどうか、思慮深いかどうかなんて気にしない。われわれの脳は常に**発見的**アプローチと呼ばれるものによって生存上の問題を解決している――短期的に実用的で効果的なら、それで十分なのだ。完璧である必要はない、ただ手頃であれば良い。バイアスというのは精神的な速記であり、われわれを真実ではなく、安全と生存へ向けて舵取りさせるために発達したものだ。それはまた、われわれの記憶の仕組みを支配し、永続的な世界観を強化する。

君とて免疫があるわけではない。君だっていつも認知バイアスに頼っているのだ。他人の認知バイアスを利用するのは極めて有用だが、君自身は可能な限り合理的で冷徹で、堅固で論理的な思考ができるようにならなければならない。自分自身のバイアスについては正直に認めろ。そうすれば他人が仕掛けた罠に嵌らずに進んでいくことができる。周囲の人々の信念が、君自身の信念とそっくり同じであるかのように振舞え。そうすれば相手は君のことを気に入る。誰に対してであっても、君自身の本当の信念を認めてはならない。最終的には相手はそれを君への攻撃手段として使うから。肝に銘じておくこと、君はその部屋で唯一のサイコパスかもしれないが、自分の言い分を通すために他人を操ろうとしているのは君だけではないということ。

プレッシャーを感じたら、こう自問する。「この人物は、私を窮地に追い込むために私の信念を利用しているのか?」。それから「もしもこの信念を変えたら、この窮地を脱せるのか?」。もしもその答えが「イエス」なら、自分の立場を守ろうとするよりも、頭を切替えることに集中する。これもまた（あまり有効活用されていない）発見的アプローチの一つで、完璧ではないが有用なものだ。目的は自分の信念を守ることではなく、欲しいものを手に入れることなのだということを思い起こせば、物事は計り知れないほど容易になる。

検証され立証されたバイアスは何百とある。人は一般に同じ場所に留まるのを好むという事実から、下を見る時には隔たりを過大に見積もるという事実まで（転落を恐れると、過剰に防御的になる）。ここで全ての認知バイアスを総覧することはしないが、本書全体を通じて、君にとってバイアスを利用し、何かを「手頃」にすることで信念を操作するのが有用な場合にはその都度説明していくことにする。

時期を特定されてしまうかもしれないが、幾つかのバイアスをドナルド・トランプの言葉の引用と共に次に示そう。彼は異常なまでに易々と、鳴り物入りでバイアスをがなり立てる。彼の瞠目すべき言説は君も憶えておられるだろう。

確証バイアス。人間は自分が元々持っている信念を支持してくれる情報を求め、評価し、信じ、そして記憶する。同時にまた自分の信念と矛盾するようなものは何であれ疑い、割引し、忘れ、無視する。[1] 言わば事実そのものを選り好みするのだ。そのために身に危険が及ぶとしてもだ。確証バイアスの信じがたい力は、信念の重要性を強調する。トランプの言説から確証バイアスの実例を見よう――「まあ、レイプする奴もいる……そう、そういうことをする奴はいるんだ。レイプなんてするのは誰だ？　レイプしてるのは誰だ？」（メキシコ人は犯罪者でレイプ魔だ）。確証バイアスの一環として、人間はまた曖昧な証拠を自分の観点の補強と見做し、全く逆の証拠に直面しても信念にしがみつく。

帰属バイアス（時に「**自己奉仕バイアス**」とも呼ばれる）。人間は成功に関しては自分のみの手柄であり、失敗に関しては他人や外部要因のせいだと信じたがる。またしてもトランプの事例を挙げよう――「世界の歴史で唯一最高のヘルスケア計画を持って来たとしても、民主党員の票なんて一票も入らないだろ。奴らは何だって反対するんだから……ちょっとでも民主党の支持があれば、ほんのちょっとでもな、ほんの一票か二票、そうすれば全てが上手く行ってたんだ」。

非現実的な楽観。人間は偶然と統計の両方に関して、世の中での自分の立ち位置に関して過度に誇張した観念を持つ。確率や大宇宙の法則の示すところよりも自分は宝くじに当たりやすいし、心臓発作には襲われにくいと信じている。例えば――「私が選ばれれば、ともかく勝って勝って勝ちまくる。君は勝つことに飽きちゃうね。私を信じろ」。

ハロー効果。人間は、ある人に何か一つ良い特質があればそれ以外にもいろいろ良いところがあるに違いないと思い込んでいる、と心理学者ハイディ・グラント・ハルヴァーソンは言う。実際には何の相関関係もなくともだ。「もしもあなたがハンサムだったり魅力的だったりするなら、人は、あなたはたぶん賢いし信頼できると思うのです[2]」、等々。実例——「私は本当に金持ちだ……因みに、それも自慢で言ってるんじゃないんだよ……この国のために、君はそういう考え方をしなきゃならん」。

本書の至るところで、好機とあらば他人のバイアスを活性化し奨励する方法をご紹介する。人間というものは、いったん信念が形成されてしまえばそれに依存するものだ、何故ならその方が安易だから。社会心理学の核となる発見のひとつは、人間は精神的に怠惰であるという事実だ。人間が物事を初めから終わりまでひとつひとつ考え抜いていくことなど、たとえあったとしても滅多に無い。そんなことをしていたら家から一歩も出れずに日が暮れてしまう。ハルヴァーソンによれば、われわれは「認知的倹約家」であり「自分で必要だと思えることだけを考えて、それ以上は考えない[3]」。われわれはエネルギーの節約のために、可能とあらばいつでも予め形成された信念、決定、手順に従う。科学的手法自体も認知バイアスを免れ得ない。慣例によれば、ある説明がよりシンプルでエレガントであればあるほどその真正性は高い。これはその通りなのかもしれないが、人間にはそれしかできないということなのかも知れない。これは**オッカムの剃刀**と呼ばれていて、予期せぬチャンスをもたらしてくれる。物事をシンプルにすればするほど、相手は君を信頼する。競走馬の遮眼帯《ブリンカー》が周囲の光景を遮断し、馬の視界を狭めてトラックの前方だけが見えるようにするのと同様に、認知バイアスは、この果てしがなくてバラバラで明るく美しい世界で迷ってしまわないための良好な適応だとされている。

記憶バイアス

記憶バイアスは多くの個々のバイアスを包含する全体的なサブカテゴリだ。記憶は、物事が起っている時と起ってから遥か後の両方で、信念に影響を及ぼす。

錯誤事実効果。「繰り返し言うことでより本当らしく見える」という驚くべき記憶バイアス。[4] 繰り返せば慣れ親しみ、記憶が強固になる。だから繰り返せ。繰り返せ。人間というものは、繰り返された言説の方が、初めて聞いたばかりのことよりもより価値があるとか真実だと思うのだ。だって慣れ親しんでるから。そして「われわれの心の仕組み上、慣れ親しんだものはまた真実である。慣れ親しんだものはそれだけ処理が楽であり、その楽という感覚は無意識の内にそれが真実であると報せる」[5]。これは**認知的フルーエンシ**と呼ばれている。だから繰り返せ。

白い服を着ると議論に勝つ確率が上がるんだぜ。んなわけあるか。ちょっとからかってみただけだ。証拠なんてあるわけない。けど、筆者がそう言っただけで、中にはこの「事実」を朧気に憶えていて、一年もした頃に、バーで誰かを感心させるために自信満々に開陳する人もいるだろう。何故なら憶えているからだ。いつか君は、これを読んだために無意識の内に白いシャツを選ぶだろう。予言できる。筆者は今、君の世界観の中に欺瞞の種を蒔いた。君らの一部はそれが事実だと信じるようになる。筆者がそう言ったからだ。簡単だろ? 白い服を着ると、議論で勝つ確率が上がるほれ。もっかい言った。だから種は大きくなった。良かったね。

後知恵バイアス。人間はある出来事が起った後で、それは予測可能だったと信じるようになる[6]。「最初から解ってたさ」。解ってないくせに。解るはずもないのに。これは時に、潜行性決定論とも呼ばれる。「今にして思えば、初めから飛行機が落ちることを知っていたというのは潜行性決定論だね」。サイコパスとしては、どうやってこの愉快な事実を利用してやるかね？　今はまだ解らない。もし何か思いついたら、報せてくれ。そしたら筆者は言う、「その通り。私がいつも言っていたことだね」。オーケー、これで解ったね。これ以外の記憶バイアスについてはその都度論じよう。今の話は単に、記憶と信念との関わりの感じを掴んでもらうためにしたまでだ。

でも待ってくれ。さらに奇妙な話をしよう。ある信念を圧迫すればするほど、いずれそのうちにそれに対する反論は強くなり、それはますます感情的になり、その信念はますます心の底からのものになる。圧倒的な反証を目にしても、人間は信念を支持する、何故ならそれを信じているからだ。フランシス・ベーコン曰く、「人間の知性は（あるいは迎えられ信じられているという理由で、あるいは気に入ったからという理由で）一旦こうと認めたことには、これを支持しこれと合致するように、他の一切のことを引寄せるものである。そしてたとい反証として働く事例の力や数がより大であっても、それらかの最初の理解にその権威が犯されずにいるためには、大きな悪意ある予断をあえてして、それらをばあるいは観察しないか、あるいは軽視するか、あるいはまた何か区別を立てて遠ざけ、かつ斥けるかするのである」。

君には共感がないから、人を説得するという謎の技術はしばしば手に余る。だが、人間というものは何でもない日常の事柄であってもそれを成し遂げるためには認知バイアスに重度に依存している、ということを知れば君の人心操作はさらに容易になる。人間は自分の知っている事柄に依拠するのだ。君が思ってる以上に人間の注意力なんて散漫なものだ。君が思っている以上に、何も考えていない。いつだって注意散漫でいい加減だ。その記憶は因習的で、選択的だ。理に適ったやり方で遊んでやれば、この仰天するほどの不注意と油断は、君にとってのアドバンテージとなる。これは本書から得られる最も重要な武器かも知れない——認知バイアスを理解し、利用することで、他者の信念を操作する方法だ。

第3章　君に適した仕事

今、業界に息づいているのは、道徳心の薄い遣り手の若者たちだ。『ソーシャル・ネットワーク』を観に行って、その中で嘘つきで泥棒で後ろから撃つクソ野郎として描かれていたマーク・ザッカーバーグに共感し――あいつみたいになりたいと願って劇場を後にしたような連中だ。

――ダン・ライオンズ、『スタートアップ・バブル　愚かな投資家と幼稚な起業家』

君は博打打ちの傾向があって[1]、どんどん動いていく会社が好きだ。その動きが速ければ速いほど、そしてハイリスクでハイリターンなほど良い[2]。厳格に管理された構造とか強制的なルーティンとかが少ない仕事でベストなパフォーマンスを発揮する。カオスに満ち満ちた仕事場ほど、君の異常なまでの落ち着きと自信を見せつけられる場所はない。圧倒的なパニックを前にして平然としている、むしろちょっぴり喜んでいる君はまさしくヒーローだ。一方、周囲がハチャメチャであればあるほど、君にとっては操りやすく、抜け道を利用しやすく、罠や露見を回避しやすくなる。迷ったら、動き続けることだ。

そんな理由もあって、君は都会が好きだ。都会は隠れやすい。それにエキサイティングで楽しい。ボブ・ヘア曰く、「サイコパスは明るい光に惹かれる傾向がある。彼らはニューヨークやロンドンやロサンゼルスにはいくらでもいる」[3]。だからまず手始めに、荷物をまとめて田舎を脱出しよう。

心理学者ポール・バビアク曰く、「通常レベルの雇用不安、対人関係の不和、経営上の衝突に、企業組織の劇的な変化が加わると、それによって生じる混沌的環境は、サイコパスに、行動を促す刺激と隠れ蓑の両方を与えることになる……急速な企業成長、加速する人員削減、企業再編の波、合併・吸収や合弁事業の増加によって、図らずも、サイコパスがサイコパス特有の態度や行動を改めることなく挑戦できる魅力的な求人の数が増えてしまったのだ」[4]。君にはベンチャー、企業合併、それに経営に対してクリエイティヴなアプローチをしている会社が適している。この種の組織を無秩序とかカオスとか乱雑とか混乱とか証する輩もいるだろうが。けど、君にとっては適材適所だ。発展の可能性と多様性のある、あまりかっちりしていない仕事を探そう。自分の生まれつき得意な何かを選ぶのも良い。出世の階段を上がるとなると、適性があるというだけでは不十分だが、あれこれ詮索されるのを避けるにはちょうど良い。

君が実際に、今やっていることが得意なら、全てはもっと簡単だろう。

IT企業

ITスタートアップ起業家は明らかに部屋の中のユニコーンだ。目まぐるしく変わるテクノロジーは近代的な生活のあらゆる側面に影響を及ぼしている。次のフェイスブックを血眼で探している投資家は、非実在の動物の名前を付けた会社には湯水のようにカネを出す。ユニコーンの会社とは、非公開のスタートアップで、少なくとも一億ドルの価値があると見做されているものと定義される。大事なことだが、この評価は収入レベルに基づいたもので、会社の実際の利益や損失ではない。後者は新規株式公開がアナウンスされ、書類が提出されるまでは合法的に非公開にできる。その時初めて投資家はどんな動物が卵から出て来るのかを見ることができる。これは君にとって天国だ。ただ……君だけじゃない。その谷にいる奴のほとんどは君と同じルールでプレイしている。そこで酷い目に遭ったレポーターのダン・ライオンズは、新たなビジネスモデルを次のように述べている。

一気に成長し、赤字を出して、株式公開しろ、という新たなビジネスモデルが生まれた……実に単純な商売だ。ベンチャー投資家たちが、会社に何百万ドルもの資金を投入する。会社はその資金の一部を使って、「実用最小限の製品」すなわちMVPを作る(5)……それから、顧客の獲得に莫大な資金を注ぎ込む……赤字は積み上がっていくが、売上も伸びる……スタートアップ企業には、自分たちは巨大な敵に立ち向かう負け犬なんだから、ルールを破っても構わないという感覚もある。つまりゴリアテに投石器で立ち向かったダビデだってわけだ。あるいは、大企業だってちっぽけな連中と同じくルールを破っているという話もある。みんなチート技を使ってる、ルールを守るなんて馬鹿だけだ……全ては、企業が自爆してしまう前に、脱出速度に達することができるかどうかに掛っている(6)。

こういう計画と合理化は君にもぴったり当て嵌まる。大目標を語らせれば君は超一流だし、熱狂的なペースは刺激的で、何もかもとても面白いはずだ。会社が上場して、さらに崩壊することが無ければボロ儲けできるだろう。

ほとんどシンデレラ・ストーリー

シアトルの抗議団体はUberの創設者トラヴィス・カラニックをサイコパスと呼んだ、思うに、侮辱としてだ。彼はたぶん、小声で「当たり前だろ」と言って、銀行に着くまでずっと笑っていた。彼の手法は全く新しいものではなく、非道ですらなかった。こいつら脳の軟化した抗議団体は、ホンモノの企業のクソとはいかなるものかを理解したけりゃ、怒りを入口に預けて、歴史の授業を取るべきだったな。トラヴィスの有名な先駆者、鋼鉄王アンドルー・カーネギーを見ろ。ピッツバーグにあった奴のたまげるほどのカネを生み出した工場はあまりにも危険な代物で、そこで「事故死」する労働者は、ある時には同市の全ての死者の二〇%に及んだほどだ。[7] Uberのやってることというのは、「日常的に、かつ積極的に法律と規則を回避し、業界水準を破り、倫理的限界を無視し、競争関係を踏みにじる」ことだけ。[8] これこそ、君にとって最適の場所だ。

そう言うと、そのせいでトラヴィスはダメになった、奴はCEOを辞任に追い込まれ、Uber

は真夜中のカボチャと化した、と言う向きもあろう。そして確かに、それには一定の、派手に衝突して炎上しちまう性質もある。Uber の企業文化はセクハラや差別に甘々だったと暴露された。[9] 同社は「Greyballing」、すなわち「Greyball と呼ばれる同社アプリのフェイク・ヴァージョンを用いて、司法当局を回避しようとした」として連邦政府の捜査を受けた。[10] こんなふうに考えることもできる。連邦捜査はしばしば刑事責任には辿り着けず、greyballing のお陰で Uber は——現在では企業価値七〇〇億ドルと見積もられている——七〇ヶ国の市場に入り込むことができたと。トラヴィスは今も七一億ドルの資産を持つ。[11] 彼は恒久的に全ての配車事業から身を退き、今では出社する必要すらない。

ＩＴスタートアップの嫌な点は、「トゥギャザネス」だの集団思考だの、ブレインストーミングだのといったクソに陥ってしまうことだ。君はシェアリングなんぞに興味は無い。それに、みんな馬鹿みたいに楽天的で、アプリで世界を変えるだのという殊勝めかした熱心なホラを吹きまくり、キッチンの冷蔵庫に「君の真実を生きろ」とかの腑抜けたクソを貼りつけたりする。言うは易しだが、タイムレコーダで少なくとも週八〇時間労働、それでも「社畜」とすら見て貰えない。少なくとも週に一度、シリコン・バレーのロンパールームのビーンバッグで寝泊まりしないとな。何が言いたいかというとだな、法律事務所だって新人にこれくらいの労働時間を要求するが、少なくとも家には帰してくれるし、運転手も付けてくれる。それに法律事務所には女はあまりいない。だが結局のところ、このカオスを乗り切ってミーティングを回避できるなら、ＩＴスタートアップは君にとってファンタスティックなところだ。

評決――ＩＴスタートアップ。可決。

明らかに君は、今もその辺に少しはいる巨大な官僚制という恐竜を避ける方法を知っている。手順だのプロトコルだのシステムだの、君のスタイルを痙攣させて退屈の涙を流させるマネージャーだの、そんなのがギッシリ詰まった奴だ。だが、それと同じくらい警戒すべき新型の会社もある。ファンに言わせりゃライフスタイル・カンパニー。これをキモチワルイと思う連中は「子守会社《ナニー》」だとか、あるいはもっと酷い呼び方をする。それはしばしば古株のＩＴ企業と関わっていて、オフィスビルの代わりに「キャンパス」があったりする。それとフリー・ランチ。金曜日には「子供を職場に連れて来よう」。ムーヴィ・ナイト。庭園と噴水。忠実な者へのご褒美はブランドものの花束だの、ディズニーランドのチケットだの。ネットワークが全部おしゃかになったら、ベルベットみたいな声のＡＩボットが助けてくれる。フリーのラテで眠気を麻痺させて、言われるままにやれ。こういうのが心地よくて快適だという人間はゴマンといるが、君はぶち切れるだろう。これはまさに新しい支配の形で、運営してるのは善意の誇大妄想狂だ。奴らは君を完全に帰属させようとしている。奴らに。何の軋轢も、文句もない。どうしようもない。

君が欲しいのは、あくまでも君が欲しいものであって、奴らが欲しがってるものじゃない。帰属することなんぞクソほども興味ないし、コンプライアンスを守り続けるなんてヘトヘトになるだけだ。こんな場所は君にとってはあまりにもカルト的だ。追い詰められて、ゴミ箱に火でも着けたくなる。

評決——子守会社。否決。

自己啓発本を書く

何でも欲しいものが手に入る方法があると約束する本を書けば、ボロ儲けできるよ。遠慮するなよ。何も有能なライターである必要はない（ゴーストライターなんてその辺に転がってるし）。必要なのは、おいしいホラ話だけ。

実際、今日日の自己啓発本のほとんどは、ごく少数のホンモノのパイオニアたちの焼き直しに何らかの個人的な経験を付け加えたものに過ぎない。私は外交官です（それか兵士です、スパイです）、そしてこれが、他の連中が言ったことに基づいてでっちあげた、外交官ならではの欲しいものを手に入れる方法です。ナポレオン・ヒルの『思考は現実化する』は大昔の傑作だ。デイル・カーネギーの『人を動かす』は最高のスタンダード。ロバート・チャルディーニの『影響力の武器　なぜ、人は動かされるのか』は一時は凄かった。そして言うまでもなく、『ザ・シークレット』。信じがたいほど劣化しているにも関わらず人気のある、同じクソ本の現代版。その無内容っぷりは、オプラ・ウィンフリーの堂々たるお墨付き。簡単な要約——欲しいものに精神を集中させなさい、そうすれば「引寄せの法則」でそれが手に入る。君だって筆者だって、そんな法則なんざ無いってこと、この宇宙はわれわれなんざ気にもしてないってことを知っている。全く一顧だにしてないって。でも人間ってのはこういう子供騙しが好きなんだなあ。

評決——欲しいものは何でも手に入ると約束するキャッチーな本を書く。可決。

オープンなマインドでいこう

サイコパスは全員犯罪者かCEOか、さもなきゃウォール街の株屋だなんて一般人には思われてるようだが、そんな濡れ衣を黙って着せられてやる必要はない。いや誤解しないでくれよ、もしも君の才能に合ってるって言うんなら、これらは良い仕事だ。だけど、他のアイデアにもオープンでいよう。カネをコントロールするより他人をコントロールする方に興味があるなら、宗教家や教祖はどうだ。パクられる心配なく暴力を満喫したいなら、警官とか、諜報員とか、スパイがいい。ケヴィン・ダットンの『サイコパス　秘められた能力』によれば、あまり知られていないが、サイコパスは聖職や公務といった向社会的な、すなわち「人助けする」地位にあり得ないほど多くいるらしい（ダットンの調査はボランティア頼みなので、政治家や芸人などの有名人は全然いない。だからリストとしては不完全だが、スタート地点としては見込みがある）。彼による英国の「最もサイコパス的な職業」のリストは以下の通り——

1. CEO
2. 法律家
3. TV／ラジオのパーソナリティ
4. セールスマン
5. 外科医
6. ジャーナリスト
7. 警官
8. 聖職者
9. シェフ
10. 公務員(12)

何故これらの職業が選ばれたのか、その理由を述べよう（明白なものは飛ばす）。

外科医、シェフ

君が器用で、単一目的のために二つ以上の筋肉が使えて、空間認識に長けているなら、タマネギだの眼球だのを切り刻むのはまさに打って付けだ。その認識力の高さは背側皮質視覚路の処理能力に由来している。背側皮質視覚路というのは大脳の一部で、周囲のものが「どこに」あるかの認識に関係しており、誰だとか、敵か味方かとかの認識とは関係無い。空間の中での動きを司り、意志決定のために論理的かつ批判的な分析（コールド・コグニション）を用いる。感情（ホット・コグニション）ではない。追随や追跡の動きを助け、極めて素速い。ファロンは君の潜在能力を次のように記述する。「サイコパスはホット・コグニションのために通常使用される前頭前皮質腹側システムの機能に乏しいが、しかし前頭前皮質背側システムは正常、もしくは正常以上であるので、良心の呵責や共感を伴わずに冷静な計画と他者を犠牲にする行動の実行にはぴたりとチューニングされ、迷いがなく、他人を操作する、恐るべきものとなる(13)」。これに加えて、君は「脇目も振らぬ集中力によって自分の興味のあるものに集中し、他のものを無視する能力に長けている(14)」、言わばレーザーのような集中力によって、君は実際、手術室やハイエンドの厨房で働くのに最適の人材となる。

こうした資質からすると、君は狩猟とか球技にも向いている。あるいはOCD*持ちかもしれない。だが、君の背側皮質視覚路が過機能でなければ、競争に対する衝動はこれらの職業に大混乱をもたらす。心理学者デイヴィッド・コックスによれば、「北アイルランドで不発弾の処理作業に携わるイギリス軍を対象に調査を行なった……調査対象の兵士たちは、ＩＲＡが仕掛けた爆弾の除去・解体という危険極まりない作業に関わっていた。彼らは、サイコパスを『カウボーイ』と呼んでいた――身の安全を確保するために必要な手順に注意を払わず、仕事がいい加減で、信頼の置けない衝動的な連中のことだ(15)」。だからサインアップする前にまず自分の頭をチェックしよう。それか、機械工みたいなさほど致命的ではない手作業にするか。ものを修理するのが得意なら、それなりに尊敬も受けるし一人にしてもらえる。

評決――外科医もしくはシェフ：可決。爆弾処理班：いけるかも。

メディア制作

三者関係のスキルが全く欠如している者は長編映画の制作で重要な役割を果たすことはない。
——オリヴァー・ジェイムズ、『オフィス・ポリティクス』

君にとってエンターテインメント産業の利点はたくさんある。まず第一に、制作というのは本質的にカオスなもので、君にとってはエキサイティングだ。数ヶ月ごとに、巨額のカネをバックにした新プロジェクトのための新たな人間関係が生まれる。そこには気まぐれな人々と何百にも及ぶ可動部が含まれており、進捗に関する正確な青写真は存在しない。第二に、それは個人の魅力と磁力、スターとしてのパワーを燃料としている。第三に、最終目的のあるプロジェクト・ベースの仕事は、それが終わると暫く集中力や自己管理を失う人にとっては救いだ。平均的な職場よりも多くのサイコパスを相手にすることになるが、ハードな締め切りがあって不可避的に人が入れ替わるので、トラブルにかかずらわずにどんどん先へ進めることができる。プロジェクト・ベースの事業の良くない点は、絶えず新しい仕事を探す必要があることだ。これに対処する上で大事なのは、最後の最後まできっちり仕事をするということ。いい加減な仕事をしたという噂はすぐに広まるし、こういう仕事は君が思っている以上に業界が狭く、密接に繋がり合っているものだ。

それ以外のプロジェクト・ベースの仕事もだいたい似たようなもので、支払いは良いし締め切り

* 強迫性障害

はきっちりしていて、しょっちゅう人が入れ替わる。例えば石油採掘の仕事とか。だけどこういう仕事は難しいし、危険でもある。

評決——メディア制作：可決

聖職者

ちょっと待て、誰かジム・ジョーンズって言ったか？　多くの人は聖職者を善良で、無私で、人助けをする職業だと思っている。だがそれはまた、君にとっては堪えられない三つのものを提供してくれる。偽りの顔、影響力、そして批判的思考よりも信仰に心を支配された熱心な信者だ。

偉大なる教祖たち

宗教的ヴィジョナリとして影響力を揮いたいなら（警告：ただし、ヘタ打つと死ぬよ）、まずは誇大妄想から。言うことが壮大で突飛であるほど、結果は抜群だ。

イエスは自分が神の子であると人々に信じさせた。奴は遣り手だったから、この信仰は何千年も生き延び、何百億という人間を信じさせ、数知れぬ戦争を引き起こした。残念な点——イエスは磔刑に処せられた。

モルモン教の教祖ジョセフ・スミスは、都合良く彼の農場に埋まっていた聖なる金板を発掘したと主張した。彼はこの計り知れぬほど貴重なものを失ったが、帽子を凝視することで彼らの言ったものを再現した。モロナイという名の天使の宣言と、コーヒーを飲んではならないという教令と共に、スミスはイエスがアメリカに来てアメリカ・インディアンと連んでいたと説いた。モルモン教は全世界に広まり、一九八〇年代と一九九〇年代には地球上で最も成長速度の速い宗教となった。残念な点――スミスはリンチを受けて死んだ。

サイエントロジーの教祖Ｌ・ロン・ハバードは、自分の教えを自己修養のイカサマ心理学ではなく（彼は心理学者を憎悪していた）宗教と位置づけるために多大な時間と労力を費やした。何故なら、宗教であれば免税特権が得られるからだ――宗教ビジネスのもうひとつの利点ね。

ハバードは何百万という信者に、セイタンという異星人の種族が先史時代の火山に墜落し、その霊が今われわれの中に宿ってネガティヴなエネルギーを生み出している、と信じ込ませた。これを除去するには「教会」にたまげるほどのカネを払うしかない。この教義がキチガイじみたデタラメに聞こえるって？　まあ実際にそうなんだけども。だがそれは実際に莫大なカネを生んでいる。残念な点――ハバードは後半生を国税局から身を隠して過ごし、よく解らない状況で変死した。

筆者は最近、ダイアネティクスの質問票をメールで受け取った。それは実に巧みに作られていて、どう答えようと直ちにサイエントロジーの救済を必要とするという結果が出るようになっている。

つまり閉ループだ。何と答えようと君にはサイエントロジーが必要なのだ、ってわけ。こういう手口で人を罠に嵌めることができれば、一歩先んじることができる。成功を収めているカルトは、秘密の約束を提供すること――入信すれば、君が何としてでも知りたがっていること、人生の苦痛を除去することを教えよう――に長けているのみならず、君が自分に投資するよう仕向け、ますます教団に従う必要があると信じさせることが非常に上手い。だからその秘密とやらが単なる空箱に過ぎないと判明する頃には（そうなるに決まってるが）、既に洗脳は完了している。元サイエントロジー信者のジェイソン・ベギーによれば、同教会の手法は卓越している。「もしも私が誰かを奴隷化するとしたら……最高の罠は、そいつが自らを牢獄に閉じ込めるようにすることです。それこそサイエントロジーがやっていることなのです。あなたは自らを牢獄に閉じ込める……それを信じ、そして自分の時間もカネも何もかもそれに投資する……あなたが馬鹿だというのではありません。あれはそもそも、抵抗など到底できるわけのない代物なのです[16]」。サイエントロジーはまた、プレッシャーを感じた時に使うための効果的な防衛術も採用している。彼らはそれを「フェア・ゲーム」と呼ぶ。簡単に言えば防御するな、常に攻撃しろということだ。彼らはいつもそれで上手くやって来た。君も使え。

一九五〇年代のもう一人の有力な宗教家は、「神のセールスマン」の異名を取る牧師ノーマン・ヴィンセント・ピール。彼は著書『積極的考え方の力』で、宗教と自己啓発の境を跨いだ。同書の中で彼は純然たる自信を唱道して言う、「成功している自分自身の像を心の中に形成し、決して消えないように固定しなさい。その像をしっかり保持しなさい。決して色褪せないように」。彼はまた、福音書の信仰をどうにかして物質的成功の解放に使うことができるという観念を提唱した（ところで、こいつは子供の頃のドナルド・トランプの牧師だった）。この種子から、「繁栄の神学」と呼ばれる野心的な宗教運動が、TV説教師とメガチャーチを国中に大量発生させた。そこでは、莫大なカネを教会にお布施することで良き信徒だと証明すれば神がカネと健康をくれるという信仰によってカネが吸い寄せられている。人にこれを信じさせることができさえすれば、君も僅か一日にしてショッピングモールの中に金ピカのメガチャーチをおっ建てることができるだろう。

評決——宗教家。可決。だが、殺される恐れあり。

この調子で何日だって続けることができるが、もうだいたいのところは会得しただろう。自分なりの最高のサイコパス的特質を見定め、そちらに向けて舵を切れ。制御できない衝動からは離れろ。君は直情的か？　捕食者タイプか？　無愛想か？　ここで論じたさまざまなサイコパス的職業をやってみて、自分の強みを活かせ。最高に圧倒的な勝利を修めつつ、同時に自信に満ちて、有能で、有力に見えるような専門分野に狙いを絞れ。

入社試験

履歴書を送付してから面接を受けるまでの間に、ある種の門番がいる。その主要な任務は君が専門的な資格を持っているか否か、および君の気質、ルックス、キャラが職場と会社の「文化」に適していることかどうかを査定すること。こういう手合いはみみっちい上に筋違いな話だと撥ね付けてやりたくもなるが、奴らをナメてはいかん。連中のお気に入りの武器の一つがパーソナリティ・テスト。ＨＲが君をヘアのサイコパシー・テストに掛けるとは思えないが、奴らの質問はつまり、君の中に間違いなく潜んでいるものを見極めるのが目的だ。二〇一三年、合衆国の大企業の五七％は、面接の前に志願者をふるいに掛ける雇用前診断を用いていた。[17] そんなのは攻略できる。ぶっ倒せる。だけど君が考えているようなやり方じゃ無理。テストを受ける前に、その仕組みを熟知しておくべきだ。

まず第一に「このテストに正解、不正解はありません」と言われたら、そりゃ嘘だ。あるに決まってる。

一九五六年、ウィリアム・ホワイトは『組織のなかの人間』と題する本を書いた。ヒューマン・リレーション部の台頭と、その「科学主義」に対する野放図な熱狂を追究する本だ。そのアイデアは、人間の精神、自己、その他のものはいつの日かプロファイルされ、科学的厳密さをもって記述されるというもの。君は癌細胞や遺伝子のようにアイデンティファイしうる心理学的必然性となる。この研究が最終的に完了した時、「君」が誰であるのかに解答が与えられる。その解答は、価値ある、成功を収める社員を正確に、証明付きで判別する手段を提供する。

ＨＲ：「こちらがビル、四六類です」。
マネジャー：「よろしい、彼を集中作業室に。四六類は全員、そこでビッグ・データ担当だ。

彼は窓際」。
HR：「他に何かご入り用ですか？」
マネジャー：「本物の犬のクソを片付けねばならない。四一類を一人、九九六類を一人、それと牽引具が要る」。

科学主義の連中は衝突を駆逐し、労働者の平和と安定を促進し、みんなにウェーバーのグリルを買わせて郊外に住まわせようとしていた。だがどこからどう見てもそんなことにはならなかった。それから七〇年も経ち、パーソナリティ・テストもそれなりに洗練されたが、基本的には同じだ。

多くの企業は、君のテスト結果が既存の従業員とどのくらい似ているかに基づいて君を判断する。「われわれは、業務において極めて有能であると解っている既存の従業員を基準として用い、彼らと同じような［テストの］結果を出す人を探します」と言うのは、携帯電話のコンシューマ・セルラー社の協同創業者であるジョン・マリック。[18] つまり連中は君のテスト結果と、既にそこで働いている連中のそれを比較しているというわけだ。上手く合致すれば雇って貰える。合わなきゃお祈りだ。まあ、癪に障る小さな閉ループってわけだ――そもそも最初から、既にそこで働いてる連中のタイプに合わないから入社できないってんなら、新しい展望のための良きモデルなんぞになれる筈もないわけだが。しゃーない、そういうふうにできてるんだ。連中は君がどれほど偉いか、賢いか、ユニークかなんて知りたいわけじゃない。どこまで既存の優秀な従業員みたいになれるかを見たいんだ。ほんの少し会社の綱領とプレスリリースを調べれば、連中の欲しがってる理想の従業員のマインドセットがどういうものか解るだろう。それに従って答えをでっち上げりゃいい。

どうやってパーソナリティ・テストを欺くかに関するホワイトのアドバイスの多くは[19]、今も有効だ。サイコパスである君は自分がいかに偉いかを誇張する傾向があるから、ホワイトの次のアドバイスを肝に銘じよう。「注意すべき大切な点は、読者が良い得点を得ようと努めてはならないことである。諸君は悪い点を取らないように心掛けるべきだ……ごく一般的には、四〇から六〇パーセンタイルの間のどこかに入る得点を取らないと、諸君の安全は保障されない。つまり、他人はおおかたこうあるだろうと考えられる状態に似た答えを、与えねばならないのである……語連想、またはこの世界に対する意見を求められたなら、できるだけ最も紋切り型の、機械的な、あるいは陳腐な回答を選びたまえ」。

あと、「良くない」特徴を消すといっても、やり過ぎは禁物。ホワイトは言う、「たいていのテストには、いわゆる虚偽得点が組み込まれている」。つまり、あまりにも完璧な得点を出すのは「君が嘘をついていることを示している」。そこここで、ほんの少しばかり軽度の神経症的特徴があることを認めたところで、悪すぎるほどの得点が付くことはない。しかも、神経症を認める時、諸君はたいてい、最善と判定される分野の端っこの方に上手く収まることを弁えるべきだ。反対の側に誤って行き過ぎると、『過度の躁病傾向』と判定されてしまう――つまり、あまりにも精力的、活動的でありすぎることになる」[20]。これらのテストは全て心理プロファイルのためのものであり、仕事に必要な特定のタスクとは何の関係もないということを忘れないように。調べられているのは君のコアにあるパーソナリティなのであり、君には守るべき秘密がある。

その他のアドバイスとしては――

・君の解答と心理的に一致していること（いくら「正しい」解答に見えても、自分は物凄く想像力豊かですとか、物凄く誠実ですなどと言うな。というか、何であれ「物凄く○×です」と言うな）。

・迷ったら、ともかく人間が好きですと言っとけ。

・恩着せがましいことを言うな。

・解答について考えすぎるな。あまりにも賢すぎる、魅力がありすぎる奴は、二枚舌っぽく見える。多くのオンライン・テストにはタイマーが付いていて、各設問にどのくらいの時間を掛けているかを記録している。反応が遅い場合、「考えすぎている」すなわち「相手が聞きたがっていることを推し量ろうとしている」という印象を与える。これは君のスコアに良くない影響を及ぼす。

・被害妄想に陥るな。HRの連中は何も、君をサイコパスとして追い出すためにそこにいるわけじゃない。いいかい、いいっていうことを忘れないように。連中は何も警察じゃないんだ。単に君が合ってるかどうか知りたいだけなんだ。それどころか、奴らのレーダーがその排他的かつ素晴らしい企業文化から弾き出したいのは、テッド・バンディよりも、むしろ騒々しい不適格者の方なんだ（試験官自身がかつてはこのテストを受け、合格と見做され、それを誇りに思ってる、ということを忘れるな）。落ち着いて、節度を保て。

多くのテストはOCEANというキュートなアナグラムで知られる「ビッグ・ファイヴ性格特性」に基づいている。これら五つの支配的な性格特性はその人の大まかな特徴を、さらには職業適性を示すものと考えられている。ここはポジティヴな特性は高めに、ネガティヴな特性は低めに答えておきたいところだ。

ポジティヴな特性
開放性（O）。想像力豊か、快活、新しいものに興味を持つ。
誠実さ（C）。信頼性、計画性、綿密。
外向性（E）。精力的、積極的。
協調性（A）。協力的、友好的、共感的。

ネガティヴな特性
神経症的傾向（N）。感情的に不安定、ネガティヴな感情。

協調性の低さは、君みたいなサイコパスにとっては絶対に押してはならない自爆スイッチ。パーソナリティ・テストでは、君はこの協調性という項目で平均よりも物凄く低い点を取りやすい。心理学者のダン・P・マカダムズによると、「協調性の低い人々は冷淡、無礼、傲慢で、共感性に欠けるとされる……［彼らは］信用に値しないものの典型である」[21]。相手は君にお行儀良く何十年も働いて貰いたいと思っている。ジェネラル・エレクトリックの一九五六年の「効果的なプレゼンテーション」コースから、幾つかの原理を示そう――「物議を醸すようなことは何であれ口にしてはならない[22]」。このコースはまた、こうも主張している。「あなたはいつでも誰でも、あなたの望むままに動かすことができる」――両手を挙げて賛成できる言説だ。人に不快感を与えないように行動せよというこのアドバイスは、これらのテストでも役に立つだろうが、またいつでもどこでも役に立つ。可能な限り、協調的に振舞え。これは何も、いつでも降参の用意のある腰抜けの弱者になれというわけではない。プリーツのあるチノパン穿いてオドオドしてるチョロい奴になれなんて言ってない。ただ、君のキーチェーンにクラウドのパスワードをセットアップしない奴のファックな頭を、イキナリ囓り取るような真似は止めとけってだけの話だ。人のことはほっといて、自分がやるべきことをやれ。言わずもがなの辛辣な批評や小言なんかを最小限に抑えるだけでいい。

「誠実さ」で良い点を取るにはちょっとした工夫が必要だ。何故なら君は生まれつき、そんなものカケラも持ち合わせていないって事実を隠蔽しなきゃだからな。だがやり過ぎは禁物。目的はあくまでも単にHRをやり過ごして、お目当ての仕事に、たぶん何年かの間ありつくことだ。だから何もかも嘘まみれではいけない。どうしてもダメってことだけにしとけ。

ああそれから、神経症関係には注意だ。マカダムズは言う、「神経症的傾向での高得点は常に良くない徴候、不幸、人間関係不全、メンタル・ヘルス問題に関わるリスクファクターであることが証明されている[23]」。

ちょっと練習して自分のスコアを分析したいなら、ネット上のOCEANテストがある――例え

ば **https://ocean.cambridgeanalytica.org/**（ま、こういうサイトは君のデータを分析してどこかに売り飛ばしてるんだろうけどね）。

アイデア＃1：本当に就きたい仕事のためのテストを受ける前に、「練習」として全然興味は無いけどネットに質問表が置いてある仕事に何度か応募してみる。適当に五つ選んで、最初の質問表には正直に答えてみる。もともと興味も無いところなんだから、自分を守る必要もない。それ以後の質問票に対しては、その仕事内容、企業「理念」、企業のニューズレターや従業員の情報などをできる限り集めて、そこの従業員に期待されているものは何かを良く考える。先に述べたＴＩＰＳとその企業が宣伝している価値観を組み合わせ、理想的な従業員を演じてみる。どんな面接があるかを見てみる。自分がどんなパフォーマンスをするかを研究する。実はもう仕事はあるんですが、オファーして戴いてありがとうございます、と言う。これでコールバックを受ける確率が増えたら、いよいよ本命の企業にチャレンジだ（最初の企業からのコールバックはないことに注意）。質問と答えはいつも決まり切っているものではないということを忘れないように。君がやっているのは精神的な猫と鼠のゲーム*なのだ。君がテストをハックすれば、テストを作ってる奴もまた、君から「正解」を隠す方法を学習する。

アイデア＃2：自分の仕事に本当に熟練しているなら、性格よりも能力を求めている会社を探そう。能力テストなら心理トリックの類いは少ないし、より実際的で、君の暗黒面を曝すことなくスキルを見せびらかすことができる。

多くの企業は犯罪歴を調べたり信用調査を採用している。これらはネットを使えばこれまでになく安価で容易にできるようになった。逮捕歴などない方が当然気に入られる。だがもしもある場合、法的に可能なら（そういう事例は君が考えているより遥かに良くある）弁護士にカネを払って重罪判決を軽罪にしたり、有罪判決に至らなかった逮捕歴は適切に抹消してもらうのもよい。さもないと、それらはたぶん君のデジタル上の黒歴史箱の中にいつまでも居座るだろう。覗き趣味のある門番に逮捕歴について煩く責め立てられたら、一応狼狽したふりをして、そして静かにこう言おう、ＦＢＩのファイルには現在、七七七〇万人もの逮捕者の記録が保管されています、つまり合衆国の全ての成人のほぼ三分の一ですよ、と。[24] 自分はたまたま間の悪い時に間の悪い場所にいただけなんですとか、アルコール検知器がイカれてるんだけど俺等にもノルマがあるからねと警官に言われたんですとか言い訳する。それでもダメなら、ジョークの一つも飛ばして話題を変えよう。

＊

いたちごっこ

第4章　面接必勝法

真実を告げると誓うのか？　絶対の真実、真実以外のなにものでもないものを？　笑わすなよ。
——ジョン・バンヴィル『ザ・ブック・オヴ・エヴィデンス』

うまうまとパーソナリティ・テストを出し抜き、HRのフォースフィールドを潜り抜けた。だが自惚れるのはもう少し待て。これは単に連中が、君が職場に受け入られるだけの精神状態にあると判断したというだけのことだ。君は心理的なエイト・ボール*をシェイクし、ティルトのスキルを使って「良い徴候」のメッセージを出した……でもこれは単に、君の本当の魔力がいよいよ始まろうとしているに過ぎない。ラッキーにも、面接ではいろいろ調べられるってことは解ってるんだから、予め準備ができる。そう、当然ながら第一印象を良くする。それは良い、だけど横着してそれに頼りすぎないこと。面接では、単に良い印象だけじゃなく、君には才能はあるけど謙虚で、チームプレイができて、この仕事に向いていて、やる気があって、引っ張りだこだっていう印象を醸し出す必要がある。家を一歩出た瞬間からものごとすべてきちんとしておけば、何もかもアホみたいに簡単になる。いつやるの？　今でしょ。

「第一印象に二度目はない」[1]というのは良く言われるが、一体それは何故？　マルコム・グラッドウェルは『第1感　「最初の2秒」の「なんとなく」が正しい』で、人間は素速い認知、つまり彼の言う「輪切り《シンスライシング》」に極めて長けている、と述べている。これは信じがたいほどの瞬時のうちに、複雑な状況に応じた情報を大量にピックアップする能力のことだ。曰く——

　初顔の教師の無声ビデオを二秒見ただけで下した判断は、その教師の授業を何度も受けた学生の判断と大差なかった。これが適応性無意識の力である。

部屋に入った瞬間、面接官は知ってか知らずか、君を「輪切り」している。彼はこれまで君に会ったことはないが、君をどう判断するかは彼自身の未来と安寧に深刻な影響を及ぼすということを重々理解している。君を注意深く観察し、できる限り素速く君の人となりを判断するためにどんな些細な手掛かり《キュー》も見逃すまいとしている。彼の仕事がそれに懸っているかもしれないのだ。面接官は合理的な思考よりも自動的な思考を用いている。行動理論家のセイラーとサンスタインによれば、意志決定の「自動システムは素速く……直観的で、われわれが通常、思考と呼ぶものを含まない[2]」。君の人となりに関する信念を生み出すことは、偏見に大きく依存している。以上の証拠からして、われわれは初対面で素速く正確な印象を集めることに非常に長けているようだ。

＊　ビリヤードの八番ボールに似た形の玩具。内部に多面体のさいころがあり、各面に肯定・否定などの答えが書かれている。Yes/No で答えられる質問をしてボールを動かすと、さいころの一面がランダムに表示され、占い遊びができる

だがこのような第一印象と永続的印象の一貫性は、その印象を創り出している当人がそれを無意識の内に、真面目に行なっている場合に限られる。これらの発見とは正反対に、心理学者エイミ・カディは断言する、社会心理学は「これまで、事実に反する、ごく限られた誤った第一印象を元に、人がバイアスの掛った意志決定を繰り返していることを示す例を多数指摘してきた。第一印象は概して浅く危険だという事実は立証されている[3]」。このことからすると、少しの準備と、細部への気配り、そしていくつかのツールがあれば、君はこの判断を操作し、「実際の」人となりではなく君にとって都合の良い第一印象を創り上げることができる。本章では、面接官はどんなキューを探してるのか、いかに通説に影響されているか、そしてそれ故に、嘘すらつかずにポジティヴな印象を醸し出すにはどうすれば良いかを説明する。どんな第一印象を工作するにせよ、面接官は極めて注意深く、そして暗示に掛りやすいということを忘れないように。そしてその結果は永続するということも。

表出的統制

面接で為すべき一番大切なことは、たぶん面接官自身ですら気づいていないことだ。君に資格だの魅力だのがあるかどうかなんかじゃない。必要なのは純然たるネガティヴなベースライン——いかなる形であれ、浅薄であったり大ボラを拭いているかのように見られてはならない。「自己プレゼン」には矛盾があってはならない。

社会心理学者アーヴィング・ゴッフマンによれば、いかなる対面であれ、君は二種類の情報を提供することになる。第一は君が意識的に制御していると他人に認識されていること（言っている内容）。第二に、君が気づいておらず、ゆえに能動的に操作しているのではないと認識されていること（非言語的ジェスチュア、「雰囲気《ヴァイブ》」など）。意識的・無意識的キューが調和している時、面接官はリラックスし、君は実際に自分で言っている通りの人間だと信ずる。これがゴッフマンの言う**表出的統制**だ。(4) ある者はこれを安堵の溜息と呼ぶ。

逆に、意識と無意識のそれぞれが発するキューが衝突していると（「好きです」と言いながら拳を握り締めるとか）恐ろしい、警戒すべき不協和が生じ、原始的な生存本能を刺激する。今すぐ逃げろ！何かヤバい！　ちょっと前まで、影の多い木のただの斑点のように見えていたものが、突如として獰猛な豹となって立ち上がったのを見たご先祖様が、金切り声と共に草原を駆け出す時の本能だ。親切なお祖母さんや羊に紛した狼に対するお伽噺的な恐怖だ。

表出的統制の投影に失敗すると、役者の言うキャラ崩壊というやつになる。君が「自分」として提示している幻想が崩壊する。これは君がプレゼンしている相手にとっては極めて悩ましいことで、何故なら彼らは突然、君に関する二つの矛盾する現実に対処することを強制されるのだ——君がプレゼンしている人間と、その表面下で実際に起っていることと。これは**認知的不協和**を引き起こす。つまり二つの矛盾する信念が同時に出現した時に生じる心理的葛藤のことだ。不協和の気配を嗅ぎ取った瞬間、相手は君に不信を抱き、面接は終わる。人間は認知的不協和に対しては極めて敏感にできているから、君が意図的に嘘をついていなくても、敵は何かおかしいと感づいてしまうのだ。

君がプレゼン通りの人間でないと感じ取るや、敵はイキナリ用心深く、落ち着かなくなる。その効果は極めて強いから、何が何でも回避すべきだ。君は狼なんだから、キューに関しては念には念をだ。

この無意識の情報を認識し上手くコントロールして、ポジティヴでシームレスな印象を創り出さねばならない。たくさんの自己啓発書——デイル・カーネギーからパクって来たもの——が、「固い握手」をして作り笑いじゃなくて本物に見えるように「微笑む時は目に皺を寄せろ」と奨めている。これは長年の間に実証された優れた方法だ。中には、苛々している時にリラックスしているように見せたいなら、唇が引きつらないように麻酔クリームを塗っとけとまで書いている本もある。[5] しかしそこまで行くとマヌケそのものだ。

ゴッフマンによれば、表出的統制のあるプレゼンとは「あなた自身の投影を守る」ことを知ることだ。最高のアプローチは、そもそも最初から他者の中に認知的不協和を起こさせないようにすること。表現の上で一貫した人間だという印象を与え、可能な限り、矛盾した観念が公然と衝突しないようにすることだ。

認知的不協和を利用する

表出的統制の欠如の他に、認知的不協和はより広く、二つの信念の葛藤が引き起こす精神的不快感を意味している——心理パラドクスだ。これは人を苛立たせる。人は自分の苛立ちを自覚し、そして疑問に思ったり悩んだりしたくないので、その人物の真の人となりを表す矛盾する特徴のうちの一つを選んで、残りは棄ててしまう。

ジョージ・オーウェルの『一九八四年』では、「二重思考《ダブルシンク》」という洗脳技術によって人々に「一つの精神が同時に相矛盾する二つの信条を持ち、その両方とも受け容れられる能力[6]」を与える。実際、『一九八四年』の人間は矛盾に対する精神的苦痛の感覚をあまりにも超越しているので、「戦争とは平和である」だの「自由とは隷属である」だのといった、あからさまに撞着している国家スローガンを喜んですんなり受け入れてしまうのである。だがこれはあくまでもSFであって、ほとんどの人にとっては矛盾する信念や訳の解らない人間、絶えざる認知的不協和とともに生きるなんて疲労困憊してしまう。コントロールされたい人は、不協和を受け入れ、矛盾を抱えて生き、物事を曖昧かつ未決断のままに放置することを学ぶと良い。君の周囲の人は苛立って、君をまともにさせるためなら手段を選ばなくなるだろうが。

例えば、あの経理部のアホのジャスティンを動揺させてやろうと思ったら、ちょっとした認知的不協和が魔法みたいに効く。絶対に噛み合わない矛盾する「事実」を突きつけてやるのだ。ジャスティンの野郎は副社長のブルースを天才だし最高だと思ってる。ならジャスティンが提示した数字を見てこう言うんだ、「こんなの信じられないね。もしもこの数字が本当に正しいなら、ブルースの計画はQ４までに完全に頓挫するよ」。突如としてジャスティンは危機に直面した——ブルースは天才だという信念が間違いなのか、あるいは彼自身の会計が間違っているのか。ジャスティンは撤回するだろう。彼の精神は疑念で内側から崩壊するかもしれない。そして数分放置。悲しいほど簡単だ。

不協和コントロールの次の段階はもっと楽しいぞ。例えば、君を出し抜いて出世しそうなダンの野郎をイテコマシたいなら、まず同じ手を仕掛ける。ジャスティンの所に行ってこう言うんだ、「もしこの数字が本当に正しいなら、ブルースの計画は全くのクソだ」。オーノー、これでジャスティンに不協和を起こした。だが、それをどう利用する？　彼に新たな解決策を提示するんだ——「この数字を出したのってダンなんじゃないの？」。さらに、これらの数字が確かにダンによるものと思しい証拠らしきもの——たとえば迂闊なメールを前後関係を無視して抜萃したやっとか——でそれを裏付ける。つまりジャスティンの不調和の特効薬として、ダンの無能ぶりを提示したわけ。お望みなら、さらに追加の甘言を囁いてやっても良い——「もしもダンが本当にこの計画が上手く行ってるって信じてたなら、いまだにあんなクルマに乗ってるか？」——だが今や君には味方（ジャスティン）がいて、こいつは自分自身の心の平安を守るためなら、何をしてでもダンに一杯食わせる気まんまんだ。不協和ってのはほんと凄いよ。

君が生まれつき持っている、不協和に対する高い耐性を強化しよう。オープン・エンディング。曖昧さ。靴紐はほどけたままで。このやり方で、文字通り他人を狂わせることができる。連中はそれを「直そう」「確定しよう」とする。ただその缶を道路に蹴飛ばし続けろ。すると連中はその問題を「解決」すべく雄々しく戦い続ける。最終的に、連中が君にとって有利な答えに到達したら、それに同意してやれば良い。

昔、サム・ペキンパーの監督した『ワイルド・バンチ』が公開された時に、一人の女性ジャーナリストが記者会見の席で手を挙げて質問した。「いったいどのような理由で、あれほどの大量の流血の描写が必要なのですか？」、彼女は厳しい声でそう尋ねた。出演俳優の一人であるアーネスト・ボーグナインが困惑した顔でそれに答えた。「いいですか、レディー、人が撃たれたら血は流れるものなんです」。この映画が制作されたのはヴェトナム戦争がまっさかりの時代だった。

わたしはこの台詞が好きだ。おそらくはそれが現実の根本にあるものだ。分かちがたくあるものを、分かちがたいこととして受け入れ、そして出血すること。銃撃と流血。

——村上春樹、『スプートニクの恋人』

不協和ダメージ・コントロール

二重思考の対極としての二重語法《ダブルスピーク》は現実世界に存在するソリューションで、トリッキーな言語を用いて対立するリアリティ同士の葛藤を曖昧化し、それによって認知的不協和を抑え込む。この種の作業には婉曲語法が効果的だ。国民の大多数が善良なキリスト教徒を自認し、ゆえに同胞を愛していると信じているような国では、「拷問」なんて酷い言葉の代わりに「強い訊問」と言えばいいし、「民間人の犠牲者」じゃなくて「付随被害」と言えばいい。どこか遠くの場所の不快な物事を綺麗事で取り繕う政治家どもの遊び場に相応しく、これらのベルベットのような言葉は、本質的に耳障りで自分のアイデンティティと相容れないような物事をもっと心地よく感じさせることを目的としている。英国人はこの種のことが実に上手い。例えば、どこからどう見ても泥酔した人間がタブロイドに載ると、連中は一般に「酔っ払い」とは言わずに「疲れて感情的になっている人」と言う。[7] この手口はかなり鼻につくので、誰にでもバレバレなのだが。婉曲語法で誤魔化そうとする他人の貧弱な試みを暴き立ててやるのは楽しいし効果的だ。同僚が疲れて感情的になっていると言えば、こう言ってやるといい、「まあ異論はないね、スタンリー。けど君、エレベーター一面にぶちまけてたでしょ」。これで笑いが取れれば、婉曲語法を使った奴の力は打ち砕かれる。

ジョークは君の表出的統制の破綻を和らげる良い方法だ。ジョーク一つで深刻な雰囲気は霧消し、緊張は和らぐ。誰かが君をダシにしてジョークを言ったら、説明を求めよ。ジョークというものは、マジに説明を求められると生命を失うのだ。

「スピン」*もまた認知的不協和を緩和して酷い状況を取り繕うための一般的な方法だ。スピンはそのニュース自体を弱めるために婉曲語法を用いるのではなく、それの衝撃を和らげるような形で取り繕う。一つの方法は、ニュース速報をそれと類似する、過小申告されたリアリティと並べること。ニュース＝「ブランドXは子ウサギを殺す！」。不協和＝「何てこった、ブランドX大好きなのに、芝生がイキイキするのに！」。スピン＝「先頃のホテル・ラパンにおける子ウサギの悲劇にもかかわらず、ブランドXが他の芝生用肥料に比べて特に子ウサギに有害という証拠はない」。認知的安心＝「ふー、ブランドXは悪くなかったんだ。これからも存分に使いまくるぞ」。もうひとつの例としては、恣意的な良いとこ取りの引用で、重要な細部を隠したり洩らしたりするというのもある。**代替的事実**なんてまさにスピンそのもの〔二〇一七年一月のアメリカ合衆国大統領顧問ケリーアン・コンウェイの発言。「虚偽発言」の言い換え語〕。願わくば二〇一七年の政治の脚註の一つとして捨て去ってしまいたい。まさにウンコ論法《ブルシット》。
どんな手法を使おうと、認知的不協和は強大な力だから、人はこれを緩和するために労を厭わない。『キャッチ＝22』において、ジョセフ・ヘラーはその結果として引き起こされる信念の歪曲を自己保護的合理化と呼んでいる。

従軍牧師は一瞬の神聖なる直観の働きによって、自己保護的合理化という便利なテクニックを修得したのであり、彼はこの発見に大満悦であった。それは奇蹟的ですらあった。彼はほとんど何らの小細工をも労せずして、悪徳を美徳に、中傷を真実に、不能を節制に、傲慢を謙抑に、略奪を人類愛に、盗癖を名誉に、神聖冒瀆を知恵に、残酷さを愛国心に、サディズムを正義に変え得ることを知った。そんなことは誰でもできる。頭脳など用いる必要はなかった[8]。

君はまさにこれの達人になれる。
以下の項目は他人が常に君の目の周囲の微笑みの皺の向こうに読み取っている無意識のキューだ。他人を見る時には、常にこの表出統制の原理を念頭に置くこと。自問せよ、「私は自分をどういう人間だと言っている？」「その同じことを、私の身体、服装、声によってどう表現できる？」。無意識のジェスチュアと意識的な主張とを互いに一致させることができるなら、つまり表出を統制でき

＊　特定の人に有利になるような、非常に偏った事態の描写のこと。

るなら、向かうところ敵はない。

表出的統制を練習せよ。面接という限定的な環境においては、君はほとんどの人間が考えるよりも遥かに巧みに無意識のジェスチュアをコントロールできる。ジェスチュアとポーズを練習せよ。『セックスと嘘とビデオテープ』を何度か見て、面接が暴くことのできるナマの極限に慣れ親しんでおくこと。それからリラックスする。まああの映画に出て来たような際どい質問をされることはたぶんまず絶対にないから。カメラに向かって話しかけ、実際の質問に答えている自分を録画する。その映像をよく見て、何かキモい動作をしていないか注意深く確認する。例えば過剰なアイコンタクトとか（少々のアイコンタクトは良いが、睨み付けるのは良くない）。自分では判断が付かないという場合は誰かを捕まえて映像を見せ、相手の反応を見る。君が笑った時に相手は引いてるか？　見てくれてる人に八つ当たりはするなよ！　その課題に取り組むのだ。見せる相手はママじゃダメだ。実際、君のことを知らない人ほど良い。タスクラビット*を雇え。これはオーディションのビデオなんですと説明し、私はどんなキャラを演じていると思いますか、と訊ねる。その答えが「サイコパスですね」なら、一からやり直しだ。再びトライ。映像の人物が、物静かで自信に満ち溢れ、信頼できる人間に見えるまで頑張れ。

「私は自分を明晰で抜け目がなく、順応的だと思います。都合の良い虚構で包んだりすることなく、物事をありのままに見ます。サイコパスは普通の人ほど瞬きをしません。だから普通の人はわれわれをトカゲみたいで冷血だと考えるわけです。だけども、それはわれわれが一般人みたいに現実から目を逸らす必要がないからなのです。瞬きというのは一瞬、盲になることです。瞬間的な隠蔽です。恐怖を許し、縮み上がるためのプライベートな暗い空間なのです。われわれは何も恐れませんし、瞬きは単に目を湿らせる必要がある時にしかしません」。
——ダニエル・スミス、鷹匠。モンタナ州クック・シティ

ボディ・ランゲージ

科学はキテる。「認知の具現化《エンボディド・コグニション》」というのは本当だ。われわれの振舞いはわれわれの自己認識に、そして他人がわれわれをどう認識するかに影響を及ぼす。確かに特定のポーズが自信を培うし、さらに重要なことに、他人を圧倒することが可能となる。

「身体を大きく広げたり伸したりする動作は、支配と密接に結びついている……自分にパワーがあると感じると、われわれは自分を大きく見せる」と心理学者のエイミー・カディはいう。彼女が引用している研究によれば、コルチゾル（ストレス）とテストステロン（攻撃性）のレベルはポーズ

＊　二〇〇八年に設立された便利屋的サービスのこと。

によって体内で変化する。そして彼女の推奨するボディ・コントロールのＴＩＰＳを活用すれば、自分を詐欺師やイカサマ師のように感じて悲しみや不安に襲われている人の力になるという。君は詐欺師だが、不安に襲われてなぞいない。彼女の発見の凄いところは、部屋に入る前に、「パワーポーズ」をしても、それが確かに効くということだ。

パワースタンスに磨きをかけたいなら、カディの「ＴＥＤトーク」を見よう。(10) 念のために言っとくけど、たぶん実物の彼女を見れば苛立ちのあまり何か色々洩らしちゃうよ。彼女の言ってることは基本的に、便所の個室に籠って二分ほどの間、ワンダーウーマンみたいなポーズで踏ん張れと、そうしたら力が湧いてきて欲しいものが手に入るということだ。実に簡単で効果的。だけど何にせよ、人に見られてはならない。彼女の「ＴＥＤトーク」は何百万という閲覧回数を叩き出しているから、もしもそれを見たことのある人がワンダーウーマン・ポーズ中の君を垣間見れば、きっと君は臆病で、クソみたいな自信喪失に陥ってると判断するだろう。そうなれば君は狩られる立場だ。だから人に見られるかも知れない場所で「パワーアップ」の必要に駆られた時は、むしろ「ニクソン」をやると良い。

偏執狂で才気煥発なリチャード・ニクソンは、ポッと出の若きジョン・Ｆ・ケネディに負けた後、「認知の具現化」に手を出した。ＴＶ討論会でのニクソンは汗だくで胡散臭いおっさんそのものだったが、一方ハンサムなケネディはこざっぱりした髪型に世界一の歯並びの笑顔で真っ直ぐカメラを見詰めていた。これにニクソンは心底ムカついた。カディによれば、トリッキー・ディック〔ニクソンの渾名〕の「勝利のダブルピース」のポーズは力をもたらす効果があったはずで、もしも君がそれをやってるところを誰かに見られたら、まあキチガイだと思われるかも知れないが、ナメられることはない。

ニクソンは一つ重要な部分を見落としていた。これは予めやっとくポーズだということだ……本番でやっちまったら、全然効かないのである。

TIP：どうもこの相手はこちらを無駄に攻撃的だと見做しているなと感じたら、やられてることをやり返せ。何故あなたがたは横柄なボディ・ランゲージを使ってるんですかと訊ねてやれ。この時、怒りや恐怖の素振りは見せず、純粋に興味深いから訊いている、という態度を崩さぬこと。敵意があると見做されたら、無駄に賭け金を引き上げてマッチョな引き分けに終わる危険がある。

ミラリング。面接官のボディ・ランゲージを真似るというのは敵に君を好ましい、歓迎できる人物と思わせる効果的な方法だ。それによって敵は君を自分たちの同類であり、[11]一緒にいて快適だと思い込む。相手があごを撫でたら君もあごを撫でろ。キンタマの位置を直して足を組み直したら君も真似しろ。延々《アド・インフィニトゥム》と。敵が君のジェスチュアを見てまるで自分たちの鏡像（あるいは「似ている」）と感じるなら、奴は君といてリラックスする。しかも楽しいことに、それに気づきさえしない。ミラリングは自然で友好的な反応で、鎮静効果のある善意のジェスチュアであり、暖かくて曖昧で催眠的な「こいつは心配無用だ」という毛布を面接官の怠惰な脳に被せる（ミラリングの膨大な事例は、トム・ウェイツとオーストラリアのホストであるドン・レインの一九七九年のインタヴューのクリップを見ると良い。：https://www.youtube.com/watch?v=tsRbhBXPgKk.）。

共感とラポールの表明であるミラリングは君にとっては必ずしも自然なものではない。だから適切に行なわなければ、不自然な動作は却って警戒を呼び起こす。こいつ自閉症じゃないのとか病気なのとか神経質なヤツだとか思われては元も子もないので、ここはひとつゆっくりじっくり取り組むこと。敵が眉を顰めていても、君は別に顔や口元を引きつらせる必要はない。少し唇をだらりとさせる程度で良い。面接官が膝のところで脚を組んだら、その少し後に踝で組む。それは動きによる滑らかな会話でなくてはならない。呼び名に反して、文字通り鏡になれとは言ってない。

片意地な逆張り。面接のシチュエーションには適さないが、職を得てある程度コントロールできるようになったら、敵を怯ませる効果的な方法として、徹底してミラリングを避けるというのがある。通常、人間がミラリングに気づかないのはそれが快適だからで、反ミラリングはすぐに気づくし、悪意の表明と見做す。そこで不愉快にはなるのだが、その理由が解らない。次のような会話は絶対に起こらない。

ダイアン：「マックスに嫌われてるみたい」
ジェイク：「どうして？」
ダイアン：「私が腕組みしてるのに、彼はしないの」
ジェイク：「何てこった、シンクロしてないんじゃや。まずいよまずいよ～」。

コード・スイッチング

金持ちが君に何か良いことをしてくれたら、一瓶のジャムを与えなさい。

――ジョン・グアル、『六次の隔たり』

コード・スイッチングというフレーズは正式なのだが、秘密主義的で謎めいて聞える。これは第一印象の管理について考える上では良いやり方で、筆者も活用している。元来は言語学の用語で、周囲の人に合せるために話し方を変えることを意味していた。大統領候補のオバマはワシントンDCの黒人街で、地元のベンズ・チリボウルのレジ係から釣りはいるかと訊ねられて、「Nah, we straight」[12]と応えた。*だけど相手がプーチンならそんなこと言わないね。でもこのコード・スイッチングという奴は、「これが私の人となりです」とか「私は君方の仲間です」というようなキューをわれわれの態度と外見によって他人に宣伝するやり方を上手く説明してくれる。こういうキューは時と場合に大いに左右される。一九世紀のドイツ貴族にとっては、自分の顔に傷を付けるのがスタイリッシュだった。決闘による傷と見せかけて、勇敢さと地位のオーラを醸し出すというわけだ。でも今の世の中じゃ、顔が傷だらけなんて自殺癖でもあるヤバい奴と思われるだけだ。クラス・リングからピンキー・リングまで、もみあげからタッセル付ローファーまで、君が提示する肉体的細部は君に関する多くのことを語っていると見なされている。これを利用して、君を相手の仲間だと

* 黒人スラングで「いや、大丈夫」程度の意味。

思わせるのだ。

サイコパスにとって、これはどんな風に特別なのか？　ほとんどの人にとって、コード・スイッチングは自分と同じような人間を惹き付けるために自分の「人となり」を宣伝する協力行動だ。だが君は別に同類を惹き付けたいわけじゃない。同類には近づかないのが無難だ。それに君は自分の本当の「人となり」なんて絶対に宣伝したくない。と同時に、あまりにも無個性で平凡にも見られたくない。そこそこの値段の定番ブランドのスーツなんぞ着て出勤などしたくはない（ただ、それがどういうものかを研究して知っておく必要はあるが）、何故ならそんなことをすると退屈な人間に見えるか、あるいは何か隠してるんじゃないかと他人に思われるかのどちらかだから。君には何やら興味深い、意義深い私生活があるという印象を与えるような何かをチラ見させたい。君自身と同様、成功していて思慮深く、興味深い人物を引寄せようとしているように見せたい。だけど同時にまた、必死に努力してるようには見せたくない。というわけで、以下の事例を熟考すること。

衣服

ヘナチン犬みたいに清潔なヤツ

——マイルス・デイヴィス、お洒落な人を評して

髪型、靴、眼鏡、腕時計、ケータイ、香水ですら、瞬時に君の社会階層、ルーツ、収入、こだわり具合を示す。こういうのに基づいて即座に判断されるのだ。高校時代の黒歴史であるピアスの小

さな傷みたいなものですら即座に見抜かれ、勘定に入れられる。服装の最初のレベルは、言うまでもなく、君が求めている地位への敬意を示すことだ。清潔で、洗練され、上品で、正直、適切、等々。愉快なことだが、服装の過ち一つでいとも簡単に他人は君を悲惨なほどの文無しか、完全なキチガイと判断する——社会の窓が開いているとか。靴や靴下が左右で違うとか。靴下、特に膝の上にあからさまな伝線。何かの染み、特に脇汗。眼鏡の欠け。そういうのを着るな。絶対。むしろ清潔な下着姿で堂々と入って行く方がマシだ。この程度のことは既に知っていて当たり前。だがこんなのは序の口だ。

蝶ネクタイの男は盗みを働く、と人は信じていることに気づいた。

——ジョン・T・モロイ、『成功のための服装』

何も面接官が見たがってるキューを誇示して相手に一杯食わすだけじゃない。研究によれば、君自身の脳機能は着るものに影響されるのだ。認知の具現化同様、認知の服装化というものも存在する。「服装はあなたの心理的プロセスに影響する……服装は世界に対するあなたのアプローチと相互作用を変える」[13]。アダム・D・ガリンスキーの研究によれば、「医者の白衣」を着た被験者は、それと全く同じ白衣を「画家の白衣」として着せられた人と比べて、より「持続的かつ高められた集中力」を示したという[14]。だから君自身のために賢い服装をしよう。

面接官に巧妙な影響を及ぼすためにはより高度なレベルのコード・スイッチングを用いる必要が

ある。昔々、人々は自分の出身校を示すクラス・リングを嵌めていた。それは君がその仲間であることをたちどころに示してくれる。今日では人は愛国心を示すために襟の折り返しにキラキラする国旗ピンを着ける。だがこれらはあまりにも広義過ぎる。面接官に対しては君と彼との特別な繋がりを示す何かをもっと巧妙に表現したいだろう。あからさまになりすぎないようにこれをやり遂げるのはトリッキーだが、大きな効果がある。そのためにはもう少し彼について調べる必要がある。パーソナリティは将来の上司になるかも知れない男のスタイルのセンスに影響を及ぼすだろう。

私には二つのルールがある。ひとつは、パイプを吸う人間を絶対に信用しないこと。もうひとつは、テカテカの靴の男を絶対に信用しないことだ。

——チャールズ・ブコウスキー、『ハリウッド』

君のボスになり得る人物の評判を調べろ。派手派手しい？　ロレックスのひとつも見せてやれ。キャナル・ストリートで買って来た二〇ドルのバッタ物でいいから。たぶんバレないし、もしバレたら、さすがはお目が高いと誉め称え、確かに本物じゃありませんと認め、いつかは本物を持ちたいと熱望してるんですと言え。

ニューヨーク・シティのとある有能なヘッドハンター、ここではキャロラインと呼んでおくが、彼女は遣り甲斐のある面接に際しては妙ちきりんな黒い石のネックレスを着ける。面接相手が、一体それは何ですかと訊ねると——間違いなくそうするのだが——これは私の母の遺灰から作ったものでしてよと答える（彼女の母は健在だしむしろぴんぴんしてるが）。これでたちまちクライアントは警戒を解き、ぶったまげ、キャロラインはとてもプライベートかつセンシティヴなことを明かしてくれたのだと感じる。これにより態度が和らぎ、その無警戒の秘やかな自己に彼女が探りを入れるのを許してしまう。

小道具

専門的な仕事の場合、ちゃんとしたガジェットと適切でハイクオリティな（だが新品ではない）商売道具を持って行くことが、君が専門家であることを示す上で重要だ。実際に使っている重要な小道具が幾つかあれば良いが、香具師じゃないんだから、あまりにもワザとらしく道具の蘊蓄をご披露するのは感心しない。それと、君も面接官も敢えて気づいてないふりをするようなさりげない小道具を使うという手もある。たとえばドアのところに何気なくティファニーのバッグを置いたりすると、君は小洒落た思慮深い奴で、ホットな妻か愛人がいるということを示唆することになる。

バッグはこの種の仕事では有用な小道具だ。俺のには大量のタグが付いてる――SF、LA、NY、リマ、ローマ、バンコク、そんな感じの――中でも一番目立つタグは、れっきとしたホンモノの、プラスティック・コーティングの奴で、こう書いてある、「プレイボーイ誌専属写真家」。これはコロラドのヴェイルでポン引きから買ったんだ。使い方も教えてもらった。「まず相手がこのタグを先に見たことを確認するまで、プレイボーイの名前はおくびにも出すなよ」と奴は言った。「それから、そいつらがこれに気づいたことを確認したら、いっちょかます時だ。いつだってひっくり返る。こいつは魔法だぜ、いいかい。モノホンの魔法さ」。

――ハンター・S・トンプソン、「ケンタッキー・ダービーは頽廃している」

小道具は面接の段階をパスして新しい職場に移る時にも効果的に使える。細かいことに気を配るのが大事だ。どんなに単調なキュービクルが並ぶオフィスでも、ほとんどの者はデスクに何かパーソナルなものを置いている。だから君もそうすべき。と言うのもみんな君が置いているものに気づいて、それによって君を判断するからだ。全く何も無いデスクじゃ、あからさまに面白くない人にされてしまう。一番安全なのは配偶者と子供や飼い犬の写真だ。剽軽なマグもまあ良い。母校のマグだと自意識過剰に見える。君の私生活を示すものがあまりに少ないと、人はこれらのデスクトップ・アイテムについて必要以上に深読みする。迷ったら愉快なのを選べ。何かマヌケでちょっと卑猥なもの、例えばひっくり返すとビキニが消える人魚のペンとかさ。

勘違いした小道具で化けの皮がはがれる事態は避けねばならない。先頃、ホワイティ・バルジャー*の遺産から出たアイテムが一〇万ドル以上で競り落とされた。本当にそれ自体価値のある少数のアイテム（金だのダイヤモンドだの）を除いて、ほとんどの人気アイテムは彼の黒い人格を表していると考えられたものだ。最も烈しく競られたのは（時に「殺人関連物《マーダラビリア》」と呼ばれる）銀の骸骨リングと兎の形に彫られた鉛筆立てだった。後者はホワイティが最も嫌った密告屋を表しているという。こういう厨二っぽいガラクタを嬉しそうに飾ってると、一発でサイコパスとすぐバレる。くれぐれも職場には持ち込まないように。

情報源の秘匿

筆者のよく知る著名な著述家は、オフィスの書棚にある「サルでも解る○○入門」とかいう本には茶色い紙カバーを掛けている。ちょうど古い教科書みたいに。だから来客には、彼女が参考にしてる資料がまさか、ハイブロウで難解な原典からは程遠いシロモノだなんて判るはずがない。そこで彼女は恐ろしいほどの才女で通っている。

八〇年代の本『パワー！　企業のなかの権力』にはこのTIPが出て来る。内容はとち狂ってるし時代遅れだが、SNL**の描写としては楽しい。「気が利いているのは、二つか三つの赤いフォルダに〈機密〉の印を付けて放置しておき、来客がそれに気づいたらさりげなく彼らの視界の外に出すことだ」[15]。必ず毒々しい燃えるような赤にすること。だって誰もが、機密扱いのクソは「機密」と書いてある毒々しい赤のフォルダに入れて机の上に放置するものだからね。

マナー

マナーは主として世智に長けた人によって、自己隠蔽の手段として用いられる。

*　本名ジェイムズ・ジョセフ・バルジャー。裏社会の首領。
**　サンディア国立研究所。核兵器の開発と管理、軍事科学、安全保障の全分野などについて、国家機密に属する先進的な研究が行われている。

——エドワード・アルズワース・ロス、『社会統制論』

堅苦しい金持ちが自分の子供の配偶者候補を品定めする映画には、ほぼ必ずマナー選考の場面が出て来る。ジョニーはお行儀良くロブスターを解体できるかしら？　ジュリアはエスカルゴのロースト を殻から引っこ抜く時、レストランの中にすっ飛ばしたりしないかしら？　知るか。必ずやる。連中は金持ちなんだから、絶対やる。綺麗好きのフリークは不潔な奴に文句を言うが、その逆はないのと同じ。その不潔男が実は天才的な視覚思考者で、毎朝、病院の片隅で彼のベッドをメイクしてるのが使い物にならないヒステリックな細菌恐怖症患者ってこともあるのに。スープをずるずる啜ると、たちまち君は不適格な田舎者となる。そんなのは馬鹿げたことで、スウおばさんの審査に対する不満をぶちまけるためにサラダボウルからドレッシングを直飲みするのも自由だ。だけど面接とかランチ・ミーティングとなると話は別。それは君の権利を行使する場面じゃない。君の振舞いによって相手を満足させてやり、君の真の人となりを査定する際にリラックスさせてやるのが目的だ。

マナーごときに怖じ気づくな。（科学者を信じるなら）人間はもうかれこれ六〇〇〇万年も前からうだやっていて、文明は六〇〇〇年も続いている。そしてフォークなんてものは何と一八世紀初頭まで奇怪で不吉なものと考えられていて、ルイ一四世その人が、自分の子供たちにそれで飯を食うのを禁じていたくらいだ。[16] 人間は「ずっと昔からこうだった」かのように行動する。そんなわけあるか。社交上の優美な約束事の多くは攻撃行動だ。握手なんてもともとは、武器を持ってないことを示すためのものだし。ゲストが近づいたらテーブルの傍に立つのは、いざという時に剣を抜けるようにするためだ。(17)そんなことに何の意味がある？　マナーを学び、利用せよ。それは何も「階級」のある連中が保持してきた神秘的な千古の秘密なんぞじゃない。人間はそれをどんどん難しく、あるいは排他的なものにしていく。非の打ちどころのないマナーを身に着ければ、隠匿に役立つ。まあそうは言っても、ランチ・ミーティングでロブスターはやめとけ、な。

訛

おめえらの話す方まんずニ、ュ、ー、スみてえだや

——テネシー出身のオレゴン大学新入生

人は君の訛に基づいて君を判断するだろうか？　イエスだ。メキシコ人やアフリカ系アメリカ人みたいな話し方の人——あるいはマイノリティみたいな名前の人——は面接の際に不利だということを示す研究は無数にある。(18)方言を使っていると、教育を受けていない、世間知らず、もしくはマヌケと見做される。外国訛があると、異国風のオーラをまとうことができるかもしれないが、その国のステレオタイプに基づいて判断される。フランス風やイギリス風なら有利だろう。ロシア風ならそうでもない。嫌なことだが現実だ。

たぶん君にもこれらの訛のうちのどれかがあるだろう。どう対処すべきか？　まず第一に、可能な限り人とは直接会うようにして、電話は避ける。直接会えば、相手は君が放っているあらゆるポ

ジティヴなキューに誤魔化されて訛の方はあまり重要ではなくなる。訛を取り除くためにスピーチ・セラピストの許に通う人はたくさんいる。だが、訛を誤魔化して仕事を得たとしよう。辞めるかクビになるまでそれを押し通さなきゃならなくなる。大変な重荷だ。

もうひとつのやり方がある。ロンドンっ子の一一％は意図的に上流っぽくないアクセントを採用している。その方が労働者階級っぽく聞えて、求職にもデートの約束を取り付けるのにも、より「男らしい」印象を与えるからだ。(19) たぶんビートルズやキース・リチャーズといった連中がこれをクールにしたんだ。語彙に気を付け、訛を心配するよりもはっきり話すことを心掛ける。スラングは使うな。だけど一番大事なのは、自分の訛はクールだと思うことだ。ひとつの長所として、そのお陰で若い連中に信用されるかもしれないし、あるいはＴＶみたいに話す連中には立ち入ることのできない秘密の世界にアクセスできるかもしれない。結局のところ、全ては君の態度次第だ。はっきりと自信満々に自分の訛を使え。

バイアス

これは面接官の認知バイアスに付け込むには絶好の機会。認知バイアスはこの最初の面接の間もちゃんと働いている。君自身のプレゼンを越えて、君が上手く活用すれば相手に好印象を植え付けられるような一般的な信念がある。それも直接主張したり無意識的プレゼンによって提示するよりも遙かに効果的だったりする。こうした場では何かをポジティヴに示しておいて、それ以外のものは相手の解釈に委ねてしまうという手だ。そうすると面接官は、君が自分で主張する以上に良いように解釈してくれる。だから自慢したい気持ちはぐっと抑えること。君自身が相手から認証印を捥ぎ取ろうとするのではなく、相手の方をその気にさせるのだ。彼らは自分自身の解釈を信じ込み、君に好印象を持つ。

ハロー効果を利用せよ。ドアから入る際に、歩きながら君の最高の属性を見せびらかせ。ひとつのポジティヴな属性があれば、君と出会う人は当然、そうではないと判明するまで、それ以外にもポジティヴな属性があるものと思い込む[20]（娘のデート相手を品定めする父親は逆かも知れない。まあ「偶蹄効果」とでも言おうか、煙草の灰ひとつ落しただけで、災いと狂気のヴィジョンが増殖するのだ）。このハロー効果によって、君は必要なものにアクセスできるようになる。ダグラス・アダムズの『銀河ヒッチハイク・ガイド』に曰く——

タオルとは……星間ヒッチハイカーにとって、持ち歩いてこれほど途轍もなく役に立つものは他に無いというほどお役立ちなものである……だがもっと重要なのは、タオルには非常に大きな心理的価値があるということだ。どういうわけかストラグ（ヒッチハイクをしない人のこと）は、ヒッチハイカーがタオルを持っていると知ると、当然歯ブラシやハンカチや石鹸や缶入りビスケットや酒瓶や方位磁石や地図や裁縫道具や虫除けスプレーや雨具や宇宙服やその他もろもろも持っているはずだと思い込む。それればかりか、タオルさえ持っていれば、ストラグはヒッチハイカーにその他一〇もの物品を喜んで貸してくれる。運悪く「失くした」のだろうと思ってくれるのだ。

君のステレオタイプ的な自己を拡張せよ。面接は確証バイアスを利用するまたとない機会だ。面接の前に、自分はまさにこの仕事のための主役のように見えるかどうか自問する。「人があなたを見る時、彼らは自分の見たいものを見ている……あなたが特定の集団の典型に見えれば見えるほど——その特定の集団の見かけ、話し方、行動に関する他者の観念に合致していればいるほど——あなたに対してより強くステレオタイプが当て嵌められる」(21)。これは君にとって何を意味するか？第一に、君と状況の双方に当て嵌まる有効なステレオタイプを研究し、それを食い物にすることだ。

人は一般に、自分の探しているものを見、自分が聞いているものを聴く。

——ハーパー・リー、『アラバマ物語』

例えば、アイヴィ・リーグのレガシーであるチェイスという男が、IPOの直前に彼のIT企業への投資を働きかけていた会社を訪ねるためにサウサリートくんだりに向かっている。成功しているIT野郎はアスペだというステレオタイプがあることを知っている彼は、仕事中にパーカーを着て、業界式の略語を使い、ミーティングの際に——ややキチガイじみた調子で——設立当初の彼のプログラマーとしてのハンドルは「ゼロ」だった、と洩らす。これが上手く行く。数週後、新しい株価を上げるために彼はひらりと国内を横断して、ウォール・ストリートのアイヴィ・リーグ会社を訪ねる。きちんとしたスーツに喜色満面、固い握手を交して彼は言う、「チェイスと呼んでください」。そして今年のアメリカズ・カップで本当は誰が勝つべきか、微妙なニュアンスを付加した意見を述べる。これまた上手く行く。君が既に馴染んでいるように見せているなら、相手も君が馴染んでいることを前提とするのだ。一方、もしも君が派手派手しいエスニックな外見の奴なら、アイヴィ・リーグの連中には君の渾名がサンディだとは言うな。自分を提示する際にこういう適合しやすいステレオタイプを利用できるなら君は相手と同種であり親しみやすく見える。この二つは他人を安心させる。重要なのは、君のことを「ゼロ」として認識している奴が「チェイス」の時の君と鉢合わせしないようにすることだ。

分裂症的履歴書

新人採用係にとっちらかった履歴書など提出したくないだろう。興味の対象が多すぎる、集中力が欠如している、あるいは信託ファンドをやっているなどの結果としばしば見做されるが、分裂症的な履歴書を書く奴はそれなりに利口ではあっても、よそよそしくて不誠実でキチガイで、苛つく人間だ。他の資格はともかく、採用係はこの履歴書の書き手を理解しようとして頭を痛め、そして不協和の原因であるこの文書を投げ捨ててしまう。もちろん、分裂症的履歴のあるスーパースターだって星の数ほどいる。だが、今の君の主眼は職探しであって、君の凄さをひけらかすことじゃないんだ。採用係が惨めなほど想像力に欠けている、っていうのはこの際どうでもいい。たぶん君はほとんどの人よりも職から職を転々として来たのだろうし、これまでの軌跡からは目的だの方向性だのを読み取ることは容易ではない……だったらそれを変えろ。古い職歴を、今求めている仕事に適合させろ。銀行に就職したいなら、「コンビニの品出し」じゃなくて「企業の現金出納係」と書く。ある時点で、HRは君について照会するだろうから、行ったこともないところでマネジャーやってましたとか、そういうあからさまな嘘はよくない。もう少し細かい「調整」に留める。セブンイレブンの人間の中に、君が去年の夏にどんな仕事をしてたか、正確に思い出そうとする奴などいない。無職の期間を誤魔化すために雇用期間を適当に調節しろ。胡散臭い仕事やその日暮しの時期については書くな、たとえ当時は楽しくてクールだったとしてもだ。何が何でも大卒だと言い張れ。そして君の一番の親友とは思えない誰かに予め言い含めて、いざという時は君のことを推薦してくれるように手配しておけ。バレた、あるいはバレそうになった時には、採用係に落ち着けこのファック野郎、と言ってやれ。何しろ履歴書なんてのは四〇%近くが、部分的ではあれ嘘が書いてあるものなんだ。(22) こっちはただ、嘘つきに満ち満ちた肥溜めの中で公平な機会を得ようとしただけなんだ、ってね。

現実的な問題

君は認知上の表出的統制を持って自分自身を表現すること、そして他人の憶測を浴びることに多大な労力を費やすことになるだろうが、その間、実はそれ以外にも面接中にはいろいろと、仕事にまつわる現実的なクソみたいなことに注意しなければならない。実際に適性があるってことを見せないといけないのだ。だけど心配はご無用、それは思ってるほど大したことじゃない。

セットアップ。面接で重要な面は、君の待遇、有用性、価値を認めさせることだ。滑り込むためだけに「どんな仕事でもやれ」なんて言う奴もいる。入ってしまえばこっちのもの、後から上司たちに感銘を与えればいいじゃないか、とね。けどこれは捨て鉢なアドバイスだ。面接官が君を本気で観察するのは面接の時であって、その後じゃない。相手は君がその会社に適合するかどうかを判断しようとしている。撃ちてし止まんだ、そして少々の自尊心を持て。どんな扱いをして欲しいのか、明け透けに言え。いいかい、「個人はどんな取り扱いを受けたいかの要求の選択に関しては……出会い頭に決めてしまう方が……一旦交渉に入った後で取り扱いを変更するよりも容易である」[23]。多くの場合、新しいボスとの間で報酬の詳細まで討論することはないだろうが、少なくとも、待遇についてははっきりさせ、合意が為されねばならない。その後、少しずつ報酬を減らそうとするHRやマネジャーとの間で、良い警官/悪い警官的猿芝居もあるだろう。そんなのに引っかかるな。サイコパスの才能を駆使して、自分の立場を守りぬけ。

ショップトーク。任意の分野の専門家たちが採用している専門用語、スラング、時には奇妙で秘密めかした言語パターンを「ショップトーク」と言う。ショップトークを正しく使いこなせば、君はたちまち専門家として認められ、アクセス権と尊敬を得られる。仲間内の事情に精通していると見なされるからだ。だがそれはトリッキーでもある。ほんの少しでもミスすると、たちまちバレてしまうかもだからだ。例えば『イングロリアス・バスターズ』では、英国人スパイがドイツ人になりすますが、数字の三を表すのに三本指を立てて──英国のやり方──バレてしまう。ドイツでは二本指と親指を立てるのだ。小さな、だが致命的なミスだ。そしてことは一瞬。ショップトークを非の打ち所なく使いこなせば仲間として信頼されるが、使い方を間違えるとたちまち偽物、スパイ扱いされる。だから完璧に自信があるとは言えない専門用語を撒き散らすくらいなら、慎重に徹し過ぎる方がマシだ。それを学ぶ努力を怠らなければ役に立つ場合もある。だが同時に、ショップトークは両刃の剣だということを忘れてはならない。

全体像を描け。特定のものや詳細を知らない場合は、曖昧に行動する。全体像を見ているアイデアマンなんです、と言う。細かい部分に汗を流すのは専門家に一任。結局のところ、君は小手先の人ではなくてヴィジョナリ*なのだ。大胆なアイデアこそ君の強みだ。自分は限定的な視点しか持たない人じゃなくて総括的なヴィジョナリ・タイプなんです、と言え。楽しいし効果的でもある。

ＴＩＰ：お馴染みの制汗剤の広告は正しい。「汗を掻いてるところを見せないで」。

＊　先見の明がある人物、夢想家、神秘家。

第5章　パーソナリティ

これくらい狂ってればいいか？　床でクソでもした方がいいか？
――R・P・マクマーフィ、『カッコーの巣の上で』

新しい仕事に就いたら、まず最初に為すべきことは同僚と上司の主要な心理的な構造を同定することだ。効果的に活動するためには、自分が嵌り込んでしまった濃厚な精神的シチューがどのようなものかを理解する必要がある。重要なのは細部に嵌って動きが取れない状況を避けるということ。複雑な人間関係に躓いてはならない。それに嵌らないように、何ごともシンプルに。本章は人間を判りやすいタイプ別に分類し、それぞれにどう対処するかを伝授する。

常にパーソナリティを査定し続けるのは疲れるので、精神エネルギーを維持するためには、注意を払うべき人間と無視しても安全な人間とを直ぐさま見分けることだ。第一に考えるべきは近接性。君が交流する人間はしばしば、君に関する意見を形成し、それを自由に分かち合うので、誰と誰が近しい関係にあるかを注意深く観察し、ゴシップの種になるようなことは最小限に抑える。第二に、**標的**、**障害**、**備品**となる人間を弁別する。オフィスにいる全ての人間はそのどれかに分類できる。標的というのは君が好印象を与えたい相手。これは要注意。障害は意図的に君を妨害する輩。これも要注意。備品はそれ以外の全員。別にどうでもいい。

どの人にも核となる活動スタイルがある。それは当人の深層にあるしばしば無意識の自己観念、すなわち自らの心理的類型に基づいて自らの行動と反応を統御する。他者の自己観念を支持してやれば相手と君との間の緊張は解れる（その逆もまた真であり、これはこれで非常に効果的な武器となる）。これを利用すれば、君の本性を露見させることなく成功を目指すことができる。次の金言には多くの真実が含まれている――マキャベリズムの真髄とされる言葉――「人を操る最高の方法は、その人が聞きたがっていることを言ってやることだ」[1]。

心理的類型の定義は数え切れないほどあるが、通常は理解しようとしている人間の核の部分にある**中心的専心事**をハイライトする。これはその人物にとってのキモ、その人が行なう全てのことの無意識的焦点、当人のアイデンティティにとって最も重要なものだ。人はしばしばそれを隠そうとするから、注意して観察すること。誰であれ、これから説明する特徴が幾分混じり合っている（例えばある人は心配性であると同時にズボラでもある）。だが彼らが最も気にしている弱点をピンポイントで探り、それに集中するようにせよ。類型には多くの種類があるので、ここでは専門用語は太文字で示し、より解りやすいと思われる渾名を（括弧）内に入れて示した。

愛着のスタイル

幼児期の社会的発達に関するジョン・ボウルビィの先駆的な研究が、現在「愛着理論」と呼ばれているものに結実した。これはつまり、君の両親が子供の頃の君とどう接したかによって、成人後の君の他人への接し方が決まるというものだ。愛着理論は人間の求める社会的距離や親密さ、必要とする確認のレベル、他人との一般的な安心感のレベルに基づいて人間をカテゴリ分けする。これは同僚を分類し、アプローチの仕方を理解するための便利で強力なやり方だ。内容を問わず、たとえ悪いニュースでも上手く相手に伝えることができるだろう。

不安の愛着（かまってちゃん）。いつも奇抜なシャツを着て、受付の女からうっとりした眼差しで見て貰いたいと願ってる奴。もしも彼の「緊急」メールに一〇分以内に返信しないと、汗まみれの引きつった顔で君のデスクに飛んで来る（しかもこいつの出すのは常に緊急メールなのだ）。悪夢的パーソナリティだから、避けるに限る。だがこの手の輩は総人口の二〇％もいるから、どうしたって奴らと仕事をする羽目になる。はっきりとした解りやすい仕事を与えて連中を喜ばせ、抽象的な決断が必要となる「恐ろしいグレーゾーン」は最小限にするのが一番（その決断のひとつひとつについて、拷問みたいな詳細を聞かされることになるから）。連中には決まり切った、具体的な、ポジティヴな結果の出る仕事を与えよう。例えばとっちらかったフォルダの束を手渡して言う、この書類を綺麗に整理して、フォルダをアルファベット順に並べてくれ給え。疑問を抱いたりする余地のない仕事だ。この仕事はかまってちゃんをかなり長い時間にわたって忙しくさせておくことができる。その結果、書類は見やすくなり、小綺麗になるので連中も満足してポジティヴな心理的強化を得られる。何か苛々することがあれば、喫煙エリアの煙草の吸殻を全部拾えと命令して、それがいかにも大層な仕事であるかのように思い込ませろ。

正常な愛着（公平くん）。これは君が多忙、かつ完璧に仕事をこなしている時には気を遣ってくれるが、ずけずけと本音を言い、異なる意見にもオープンな同僚。一緒に仕事をするのは楽だが、操るのは難しい。

回避の愛着（隠れくん）。君に助けられることを望まないし、助けを請われることもまた望まない。良くて自己満足、あるいは引っ込み思案でよそよそしく、アテにはできない。だがこちらの足を引っ張られることもない。実入りが良くて複雑な仕事を与えておくのがベスト。連中が何を考えているかなんて考えるだけムダ。だが解った時にはもう手遅れ。

モチベーションのスタイル

E・トーリー・ヒギンズの制御焦点理論は、何を正しいと感じるか、あるいは何が自分の自然な自己感覚に合っていると感じるかによって、人間のモチベーションを二つの基本的な陣営に分ける。(2)

促進焦点（登山家）。このタイプの人間は概して若く、楽天的で、獲得の可能性をモチベーションとする。「これゲットぉ」とか本気で言ってるギャルのようなタイプ。こちらの邪魔にならない限り、やりたいようにやらせとけ。

予防焦点（シートベルト氏）。概して年長。退屈もしくは臆病に見えるが、早合点して舐めてはいけない。モチベーションがリスクを避けることなので、負けず嫌い。「投資界のヨーダ」の異名を取るウォレン・バフェット曰く、「ルールその一、絶対にカネを失うな」[3]。成功を収めている起業家の多くは極端にリスクを嫌がる[4]。予防焦点型の人間は損失を恐れ、情け容赦もなくそれに対処する。常にクーポンを集め、小銭を貯める。セコくて無意味と思われるかも知れないが、連中は行動のあらゆる面でこのしぶちんぶりを発揮するので、長年のうちに大したことになる。ファクトチェックや会計をやらせるなら重宝する連中。ほとんどの人間よりミスが少ないし、手の込んだ事業を監視させるのも良い。ただどんな理由であれ、このままじゃノッピキならない危険なところへ行ってしまう、なんて感じさせないようにすること。

モチベーションのスタイルを「飴と鞭」と混同しないように。飴と鞭というのは馬鹿を脅しすかして鋤を担わせる方法だ。馬鹿に鞭は確かに効くが、仕事ぶりはちんたらするし恨まれもする。もしも飴が褒美になるなら、役畜にもっと上手くモチベーション付けができる。だが文盲の馬鹿相手の仕事の場合、有用でモチベーションを上げる報酬という飴は時間も食うし厄介だと解る。だから次の研究結果を知っておくと役に立つ。だいたいいつも罵倒して、時たま滅多に手に入らないようなご褒美を投げ与えてやれ。そうするとえげつないことに、それだけでそいつは君を尊敬し、このご褒美欲しさに必死に働くようになるのだ。[5] これは「賢明な報酬」とも呼ばれる。もう圧倒的に効果的だ。君に子供がいて、恐怖で縮み上がらせたいなら、この方法を試してみるとよい。

転覆の力

周囲の人を妨害する効果的な方法のひとつが、彼らにとって快適で好ましいものの反対をするように仕向けることだ。

クズシというのは格闘技用語で「バランスを失わせる」という意味で、敵を倒す第一歩とされている。自分は直接手を下さないようにしながら、可能な限り頻繁に、相手のバランスを崩していこう。バランスの崩れた奴はうろたえ、まごつき、守りに入るようになる。だからあっちから攻撃を仕掛けては来ない。誰かを陥れる効果的な方法は、彼らが目的だと思っているものの逆を利用することだ。スマートだがリスキーな取引を提案する登山家に対しては、こう反論する。「そうだね、投資額をその四分の一にしたら、全体的なリスクを最小化できるかもね」。こうすると、相手が直観に任せて成長の可能性のある投機的なアイデアを出してきても、たちどころに骨抜きにできる。この大人しめの入札で君の投資のバスケット*を仕上げよう。相手の

* 複数の銘柄をひとまとめにして一括で売買すること。

鼻も明かせる。人のモチベーションのスタイルの逆を提示するのは、こちらは味方のふりをしながら敵を撃墜する良い方法だ。いいかい、人の先を行く一番簡単でスムーズな遣り口は、他の全員に遅れを取らせる方法を見つけ出すことだ。それから、優しく、情熱的に、まだ最悪の時は来ていないよ、と励ます。だってその通りだし。

反心理学。 研究によれば、同等の項目XとYのどちらかを選ばせる際に「Xは選ぶな」と命ずると、七六・五％の人はそうするなと言われたからという理由で故意にXを選ぶ。推測によればその理由は「将来のより大きな後悔を避けるため、個人は服従するよりも反発的行動を選ぶ」というもの(6)。つまり人は反抗して間違った時よりも、命令通りにして間違った時の方がクソな気分になるということだ。奇妙だがこれは事実。頑固な同僚に君の望むことをやらせたい時はこれを思い出せ。「君がどうしようとだ、ジミー。絶対にカウンターオファー銀行のビーン氏から融資を受けようなんてことはするな。あいつは卑しいド畜生だし、絶対に融資なんてしてくれないよ」。この間、言うまでもなく君はビーン氏から手数料の分け前を貰ってるわけだが。

いつもいつも普遍的な「人生の目的」について考えている人にとって、プラトンのタイプ分類は実に有益だろう。

世界観

哲学者（賢哲くん）。物事の意味に最も興味を惹かれる連中で、「真実」とは、いわゆるリアリティの目的とは、というようなことを気に掛けている。一般にオフィス内に棲息していることは稀で、どちらかと言うと裸で山を歩き回って葉っぱを噛んだりしている。髪はポニーテイルで、ランチしながら読書して、何を訊いてもストレートには答えない。賢哲くんは自惚れ屋で、騙すのは容易ではなく、飴でも鞭でも動かない。幸いなことに連中は実社会には比較的関心が薄く、ファッション・センスは酷いもんで、大概は薄給で、出世には向かないと見做されている。連中は大きくて込み入った問題を解決するのが上手いから、ほとんどの人間が避けるような厄介で複雑な難問に当たらせると良い。だから奴らを確保したら、君が抱えている一番複雑なクソの中に放り込み、歩き回ることのできる部屋を与えよ。失望させられることも、背を向けられることもないだろう。

兵士（撃つぞうくん）。名誉と義務がモチベーションというレアな連中。強要したり贈賄したりは難しいが、軍隊に入れたり社会的連隊を作らせたり砦を守らせたりすると信じられないくらい役に立つ。味方にできれば、他の者なら君を疑ったり見棄てたりする場面でも君の側に立ってくれる。

頼もしい味方であり、道徳的に正しい理想のために戦うが、しばしば攻撃的になり、君が義務を果さないと激怒する。撃つぞうくんには嘘をつくな。自分の意図であると表明しているものの遂行を計画していないなら、連中を雇うな。君の意図に疑いを抱き、激怒した撃つぞうくんはまさに悪夢だ。一方、君のクソに賛同してくれる撃つぞうくんは君には勿体ないくらいの強い味方だ。

穀物愛好者（ずぼらくん）。それ以外の全員。この連中は君の生計の手段だ。奴らの欲しいものはクソ。二%の昇給だとか、ドーナツ一個だとかいった馬鹿げたクソだ。一部の者はいつかＢＭＷを運転できれば、死をも免れると信じている。実際には隣人が何をしてるのかを気にしてる。不幸にも、ほとんどの人間はこれに属している。だが連中の飢えを満たすのは一番簡単だ。そして餌さえやれは手懐けることができる。

援助のタイプ

あからさまに君に良いことをしようとして近づいて来る者がいたら、命懸けで逃げるべきだ。

——ヘンリー・デイヴィッド・ソロー

PhDのアダム・グラントが提唱したタイプ論。これらのタイプは基本的に所与のプロジェクトに注がれる努力と、そこから受けられる利益のバランスに関係している。グラントによれば長期的な観点から見て最も成功するのは「無愛想な〈与える者〉」だが、「〈与える者〉であることは優しい人であることと同じではない……ナイスガイやギャルは実際にビリになる」[7]ということを理解せねばならない、とも述べている。このような形での人間のカテゴライズは、下の者や雇う可能性のある者を査定するのに役に立つ。

与える者（気前良し子）。等価値のリターンを期待せずに与えようとする人。現在の職場で自らを「与える者」と見做しているのは僅か八%。彼らが「稼ぐカネは一四%低く、犯罪の被害者になる確率は二倍で、力や権力は二二%低いと見積もられている」[8]。まあ驚くことではないが、彼らを単なるカモとして見下す前に、ちょっと見てくれ。アダムはまた、〈与える者〉でありながら「〈奪う者〉や〈釣り合う者〉よりも平均して五〇%も年収が高い」トップ・セールスマンを発見した[9]。彼によれば、徹底的な〈与える者〉や〈助ける者〉は「成功の階段のボトムとトップを占めている」。適切に遂行されれば、与えるという行為は相互の助け合い、好意に応えたいという願望を生み出すのだ。だが君はそんなのにほだされることはないだろう。君にとっての気前よさに関する興味深い事実は、一度相手が君を助けるために何かをすれば、再び同じことをする確率が上がるということだ[10]。彼らは既に君について、助ける価値のある人物との判断を下している。だからその最初の判断が正しかったことを証明するために懸命の努力をするのだ。〈与える者〉の底辺グループは無能だが簡単に操れる。だがトップ・グループは極めて手強い。人は彼らに忠誠を尽す。強力な〈与える者〉を仲間にする最高の方法は、助けを請うことだ。取り澄ましてる場合じゃない。成功している人はいつだって助けを求めている。[11]〈与える者〉に助けを請うのは、彼らに君の欲することをさせる一番簡単な方法だ。

ＴＩＰ：文字通りの「贈物」を与えることが最善策である場合でも苛立つことはない。何も高価な物を与える必要はないのだ。研究によれば、途轍もなく豪華な贈物は直ぐさま、受け取った人の心の中に（そして法的にも）「利益相反」の疑いを生じせしめるが、「取るに足らない価値の贈物は受け取った人が常に気づくとは限らない形でその行動に影響を与える」[12]。小学校の頃のステッカーの交換を思い出した？　同じことだ、ただステッカーの方がたぶん価値があるが。つまり大事なのは、ボールペンやコーヒー・マグ一つで外科医に影響を及ぼせるってこと。

奪う者（くれくれちゃん）。君の地位を奪おうとしている人物。常に我が身のことだけを考えている。下の者にはあからさまな態度を採るが、上司とか、彼らを助ける立場の人に対しては巧妙にそれを隠す。「上には接吻、下は蹴り倒せ」というフレーズは、彼らが毎朝鏡の前で鼻毛を抜きながら唱えている文句だ。上の奴のケツの穴に接吻してない時のこいつらは胸糞の悪くなる奴らで、髪型にカネを掛け、どのインスタントコーヒーのブランドが一番マシか、というような下らない議論でさえ、イタチの最後っ屁をカマしてやらんと気がすまない。〈奪う者〉を避けられれば人生楽勝だが、奴らはどこにでもいる。君を「蹴り飛ば」しにくる〈奪う者〉は苛つくが、まあ解りやすい。だが君に「接吻」してくる〈奪う者〉は、ちょっと解りにくい。奴らはとても賢くて嘘が上手いから、早めに連中の正体を突き止めるのが重要。何故なら一度くれぐれちゃんが味を占めれば、その甘い接吻はすぐに君をノックアウトしてしまうだろう。

釣り合う者（時はカネ也くん）。この連中は常にスコアを付けている。君が最後のバナナを取ったらいつまでも憶えている。自分は公正だが、取るに足りないと考えている。良いところは、行動が予測しやすいところ。

もう一人の君に出逢ったら

最終的に、君は別のサイコパス（**草むらの蛇**）に出くわすだろう。これは由々しき問題だ。そして実際にそいつと対決しなければならない立場にあるなら、第13章を参照してくれ。そうでなければ、そいつにだけは目を付けられないように最善を尽せ。交流は最小限とし、弱みは絶対に見せるな。可能なら関係を持つな。君だって、君みたいな奴はファックなほどまっぴらだろ？　関わるな。ただニッコリして立ち去れ。もしもこの素晴らしい助言を無視するってのなら、まあ面白いのは、周囲の人間がそのもう一人のサイコパスの正体に気づくよう仕向けることだな。これに成功すればそいつの力は最小化できる。だが、奴を敵に回すな。狡猾であれ。奴に目を付けられることだけは避けろ。

収賄者

この連中は通常はズボラで、休憩室の辺りをコソコソ隠れて彷徨き回り、餌を待ってる。ほとんどは役立たずで、こいつらに君の精神エネルギーを消費する必要はない。一方、連中が欲しがる賄賂はチープだ。こいつらの忠義は撃つぞうくんのそれには遠く及ばないので、むしろこいつらはオフィスでの味方としては「行きずりの情事」の相手みたいなものだ。後ポケットに入れとくとどこかで役に立つかもしれない。時間稼ぎくらいにはなるだろうが、当てにしてはならない。

ハグ子。自己評価の低い〈与える者〉。デブ女。いや、嘘はいかん。ここでズケズケ言ったからって、ショックを受けたフリなんてするなよ。誰だってこういう女を知ってるし、一度ならずその寛大さを利用したことがある。一見したところでは、この人物はめっけもんだ。君のためにいろいろしたがってる。君の世話をすることで満足する、何故ならこいつらの私生活はぽっかり口を開けた空虚だからだ。それで上手く行ってるなら、それで仕方無い。こういう連中は君の生活を楽にしてくれる。けど、悪いニュースを届けるのが嫌で、逆境に弱い。だから道がガタガタするとぶーぶー文句を垂れる。信用してはならない。何かと迎合的で、密かに恨みを抱いている。周りにこいつらを侍らそうなんて誘惑に屈するな。こいつらのくれる一時的な安楽と満足は、後で厄介な問題をもたらすことになる。

ドーナツちゃん。チョコレート、クッキー、花。こいつらはバレンタインだの何だの、無意味な会社の行事に本当に夢中だ。ランチひとつで買収可能。

ベンジーボーイ。こいつらは昇給させてやればいい。それか病欠日か。それかアップルビーズのギフトカードか。いつもカネカネカネだがドーナツちゃんよりは賢い、けど言うほどでもない。

アル中。この悲しい運痴野郎を手懐けるにはほんのちょっとカネが掛る。酒はドーナツより高いからな。けど、こいつらは普通、君の薄暗い、あるいはR指定の趣味にもオープンだ。特に、ハッピーアワーに数杯のピックルバックをキメた後にはね。仕事のできるアル中は役立たずというわけではなく、ある意味面白い。ただ、こいつには秘密を明かすな。

裏ルートちゃん。〈かまってちゃん〉の劣化版。こいつは賄賂を受け取るが、その後に陰で君の悪口を言い触らし、それで自分のクソっぷりがマシになったような気になっている。一週間にわたってずっと君に賛成してたくせに、その後のミーティングで君を陥れたりするような女。不幸なことに、裏ルートちゃんは女によく見られる特徴で、思考停止に陥って毒指輪だの呪いだのに頼ったりする。まさにトラブルの元凶。職場で避けるべき人物の第一位が草むらの蛇なら、裏ルートちゃんは堂々の第二位。しかも遙かにうじゃうじゃいる。

無論、一人の人間はこれらの還元的な分析のどのひとつよりも遙かに複雑だ。そしてしばしば同時に異なる特徴を万華鏡のように反映していたりする。だが目を眩まされるな。よく観察しろ。君は何もどっかの酔っ払いのサイキックみたいに単に連中の行動の派手な部分に名前をピン留めしてるだけじゃない、傷を探してるんだ。目を眩ませる光や騒音の彼方に、人は常に一番深いところにある最大の心理的な傷を必至に庇ってる、覆い隠してる。これは彼らが自分に言い聞かせている物語の中の最も弱い部分だ。これは彼らの中心的な重大関心事で、本当にヤラれたと感じている部分だ。それを見つけ出せ。それから、君の尋常ならざるサイコパス的な冷静さを駆使して、その人物がこの傷を守るために採用しているキャラクター・スタイルを探り当てろ。これこそが重要なパーソナリティ・スタイルだ。つまり傷ついた自己を守ってるやつ。このキャラクター・スタイルを掌握すれば、もはやその人間は君の掌の上で存分に踊らせることができる。

一見したところ〈釣り合う者〉で、常日頃、本来受け継いでいたはずの財産を父親が全部呑み潰してしまったことに対して憤懣やるかたない思いを抱いているなら、そいつはホンモノの〈釣り合う者〉として扱ってやるべきだ。見かけ上〈釣り合う者〉だが、誰も信用していないのでオフィスではみんなを近づかせまいと肩肘張っているなら、それは「回避の愛着」だ。等々。君は賢いから、そのコツも解るだろう。迷ったら、ともかく傷、傷、傷を探せ。

第6章　権力

パウロ：手を挙げろ！
ハンス：やなこった。
パウロ：何だと？
ハンス：やなこったっつったんだ。
パウロ：何故だ？
ハンス：やだからだ。
パウロ：銃があるんだぞ。
ハンス：知るか。
パウロ：わけわからん！
ハンス：気の毒にな。

——マーティン・マクドナー、『セブン・サイコパス』

権力はそれ自体、大きな論題だが、本書の目的のためにここでは他人を効果的に操るために知る必要のある二つの分野を見ることにする。一つは、本当に権力を持っているのは誰かを認識し、彼らに対処する方法。第二は、権力を持つ人間は一般にどのように振舞い、何故君は彼らを真似なければならないのかということ。

君の周囲の権力

非公式の権力。公式の権力というのはあらゆる組織の正式なヒエラルキーのこと。たぶんオフィスの抽斗のどこかにテカテカのラミネート加工のフローチャートがあって、誰が誰の首根っこを踏みつけているのかが図解されている。表向き、誰が君の上で誰が下なのかを知るために君の位置に注目しよう。この二つのグループの効果的な取り扱い方はまるで違うからだ。だが、それで終わりではない。もっと大事なのは、非公式の権力だ。誰が最高の地位にいるか？　その腹心の友は誰か？　仲間は？　密室会議に出ているのは誰？　一緒にランチに出掛けたり呑みに行ったりするのは誰と誰？　彼らの正式な地位はどうでも良い。「会議に出ている」奴が権力を持っているのだ。例えば、とあるハーバードのＭＢＡがそこにいる理由は、単にクライアントのお上品な優越感を満足させるためのお飾りかもしれない。一方でＣＥＯのお気に入りの秘書は実際にクライアントが必要としているものを理解しているから重宝されている。君としてはこれら全員を、その背後にいる権力者と同じレベルの権力を持つ人間として扱わねばならない。彼らを邪険に扱えば、即座に厄介なことになる。

早期警報――もしも周囲の人が共同で何かに当たっていて君だけが除け者にされているよう場合、君は誰かの気に障っている。君が自己破壊的行動でボスに楯突いているのではないかぎり、それはたぶん非公式な権力を持っている誰かだ。狼は鹿を殺す前にまず孤立させる。同僚が君に仕掛けているのはこれだ。君は厄介な状況に陥っており、もはや直ちに転職するか、もしくは非公式の権力者との関係を修復するしかない。目を光らせておくべき間接的な権力としては、家系、血族、「友愛結社」、クラブ仲間などがある。

肩書きに惑わされることなく、権力という観点から見た同僚たちのポジションをじっくり見定めておくと良い。あと、彼らと比較した自分のポジションについては正直になること。忘れてはならないのは、彼らは必ずしも自分のポジションを宣伝したりしないということだ。マーガレット・サッチャーが言ったように、「権力を持つとは、淑女であるのと同じ……自分がそうだとわざわざ人に言わなければならないのなら、そうではないのだ」。君はそれを探らねばならない。それから、彼らのポジションに従って君の全体的な態度を変えねばならない。

君より権力があり、君にとって必要な相手。こういう人間は重要だ。注意を惹き、関係を構築せよ。君自身を役に立つ人間にし、好印象を持って貰う。

君より権力があり、不要な相手。彼らは可能な限り避け、倒すべく懸命に働け。必要とあらば助けても良いが、明け透けに彼らの欠点と弱点を他者に報せよ。

君より権力が無いが、必要な相手。取るに足りない秘密を明かし、自分は重要だと思わせよ。必要とあらば、関係を築くのが良い――将来誰が出世するか分からないし。

君より権力が無く、不要な相手。無視して構わないが、権力がないと判断した相手を放逐する時は注意すること。諺に言う、「子供は早耳」。君は常に思っているより多くの人間を必要としている。そしてある人間がどこへ行くのか、あるいは誰に話をしているのかを把握することはできない。

この情報を活用し、必要が生じる度にそれぞれの人と接する方法を思い出せ。基本的な戦略は、必要な人のために働いている時には、必要でない人間は可能な限り無視するということ。だが同時に、可能な限り多くの人間を味方に付けておかねばならない。

権力の地理学

役員室《コーナー・オフィス》といえば八〇年代の常套句のようだが、地理的な権力の呼称は現実のもので、古くからある現象だ。会社の中で、レストランで、オフィス内で、あるいは会議室のテーブルでどこに座るかは、周囲に認められている君の権力や、提案がどのように受け止められるかに明確な影響を与えている[1]。後から撃たれることを心配しているのはマフィアのドンだけじゃない。誰だって背中がドアに面していれば不安にもなる。空間的な強迫は君の敵に対して心理的効果を及ぼす。最大の権力を揮うために、座る場所を決める際にはこれを念頭に置くこと。高い椅子、ボスの近く、そして文字通り他の全員を見下ろす位置に就け。

注目を惹く

出世を確実にするためには、ボスからポジティヴに注目されねばならない。だが有権力者に関する昔ながらの問題はいかにして彼の注意を惹くかだ。そのためには、相手の人がいかに偉大かを褒めそやせば良いってもんじゃない（わざわざ君に言って貰うまでもなく先刻ご承知だし）。むしろ君という人間がいかに相手にとって有用であるかを語れ。心理学者のハイディ・グラント・ハルヴァーソンによれば、「その人が、あなたよりも自分の方が優れていると考えるからではない。あなたについて何ひとつ考えてくれないからなのだ……相手の注意を本当に自分に向けたければ、相手がその素晴らしい状態をさらに発展させるために、あなたに何ができるかを知ってもらうしかない」[2]。彼らの権力は完全に正しくて重要なものであり、そして彼らが権力を揮う上で君は有用な人間だと相手に感じさせることができれば、相手は君に注意を払う。注意を惹くのに適した時間は、有力者が人間相手の作業に集中する活動、例えばブレインストーミングとか、チーム作りとかをしている時だ。こういう時、有力者は君に注目しやすい[3]。だからごちゃごちゃ言わず、このクソ忌々しいフォーカス・グループのために率先して働き、君自身をポジティヴな結果達成のための道具として見せることに全力を尽せ。

有力者の注目を惹くのは困難だとはいえ、ネガティヴな注目の的となることだけはどんなことをしても避けるように。悪いニュースは告げるな。誰か別の奴にやらせろ。自分から責任を認めるな。君の所為なんてことは何もない。問題は絶対に君ではない。いつだって誰か他の奴だ。必ずそう言い張れ、いつもだ。そして最後に、何かいつもと違うことをやる危険を冒す前に、よくよく考えろ。

「どんな善行も必ず罰せられる」という金言が根付いているのは故無きことではない。

手柄を立てる

ただ黙々と良い仕事をしていさえすれば上司は認めてくれる、なんて決めつけるな。相手が君に注目するのはそうする必要のある時だけだ。君の仕事の難しさを強調し、周りの人間に君の忙しさを理解させろ。首尾良く達成した成果をアピールし、それが君の仕事であってもなくても可能な限り君の手柄ということにしてしまえ。さもないと誰も感心なんてしてくれない。仕事を上手くやりさえすれば自動的に認められるなんて夢にも思うな。人間（特に君より有力な連中）は絶対にそんな風には考えないし、誰のものでもない手柄はすかさず自分のものにしてしまうものだ。彼らは「言うまでもなく良い仕事をやってくれたよ、私の『タスクフォース』（すなわち君）はいつだって良い仕事をする、こいつらが働いているのは言うまでもなく私のためだ、だって私は本気で凄い人間なのだから」なんて考えている。だから君の仕事をドラマ化しろ、見物人がリアルタイムでそれを見ることができるように。そのために必要とあらば、いかにも忙しく見えるが実は全く無用な**ヤラセ仕事**を創り出せ。

ヤラセ仕事とは何か？　賃金倍額の日曜日に、交差点の周りに所在なげにただ突っ立っている九人の土方みたいな集団をみたことはないか？「俺様の税金だぞゴラァ」的な憎々しげな目付きでそいつらを睨んでいると、一番ヘタレな奴がとりあえず何かやり始める、それがヤラセ仕事だ。例えばたまたまそこにあった標準仕様のジャージーバリアの幅を計り始めたり、蛍光スプレー塗料で地面に無意味にXマークを書き始めたり。君には間違いなくこれよりはマシな仕事ができるだろうが、ポイントは、どんな形であれ努力してますよという風情を見せつけると、人は君の仕事を評価するということだ。トランプ大統領はどんな行動もショーに変えてしまう達人だ。社会心理学者のアーヴィング・ゴッフマン曰く、「ある仕事を上手くやりとげる時間にも、才能にも恵まれた人々は、まさしくそのゆえにこそ、その仕事をうまくやっていることを人目に付かせる時間と才能とを持っていないのである」[4]。そんなことにだけはならないように。

エディソン対テスラを見よ。われわれが今日使っている交流電流を発明したのは誰か？　テスラだ。出来損ないの直流電流で世界初の――そして身の毛の弥立つほど不細工な――電気椅子を発明したのは誰か？　エディソンだ。にも関わらずエディソンはちゃっかりACの特許を掌握して全ての発電所、白熱電球、そして他人から剽窃した発明に自分の名前をべたべた貼り付けた。その挙句、鳩に餌をやるのだけが生き甲斐の、忘れられた文無しのキチガイとして安ホテルで死んだのは？　テスラだ（まあ、火星に行ったという話もあるけどね）。彼は進歩主義かつ理想主義の天才で、世界で初めて現在のワイヤレス社会を構想した人物であるにも関わらず、そんな末路を辿った。もしも君が幸運にもテスラみたいな才能があるなら、自分自身を宣伝し、自慢することに時間を割け。テスラにだけはなるんじゃない。

TIPS：権力機構をのし上がる一番簡単な方法は、上にいる誰かを見つけて気に入られることだ。そいつに頼られろ。多くの者は素速く出世する人間を嫉むという間違いを犯しているが、よくよく注意して見れば、彼の轍を辿ってよりスムーズにドラフト走行できる。[5] 高速道路でセミトレーラーのすぐ後にくっついて走る時みたいに。

有力者として振舞う

権力は腐敗する、という古い格言がある。君は「権力」という言葉に「腐敗する」というネガティヴな意味を付け加えるのに抵抗があるかもしれないが、ポイントは、権力の心理的・行動的影響は即時的で、強烈で、永続的だということだ。権力は重要だ。それが通常どう表現されるかを知っておかねばならない。そうすれば君はそれに対して適切に対処し、自分自身を可能な限り有力に見せることができる。自信を持って有力者のように振舞うことは、いかに高く評価してもしすぎることはない。有力者のように振舞え、そうすれば人はそう信じてくれる。

クズ野郎《ディック》になる

数え切れないほどの研究が示しているように、人はほんの少しでも権力が増すと、すかさずクズ野郎みたいに振舞い始める。彼らは「口数が増え、自分の欲しいものを自分で取り、他の人の言うことや希望を無視し、自分の振舞いに対する無力な人の反応を無視し、粗暴になり、一般にどんな状況や人をも自分自身の欲求を満たすための手段として使うようになる」[6]。研究によれば、このような振舞いによって周囲の人間は実際に君を有力者と信ずるようになる。それは永続的かつ自己実現的なクズ行為だ。これらの研究が教えてくれるのは、クズ野郎になるのは非常に効果的になりうるということだ。[7]

これらの研究はまた、「権力の座に就けることで、彼らが［クズ野郎］のように振舞っているという事実に対して盲目にさせる」[8]。だがこのいわゆる盲目性は話のごく一部でしかない。クズ野郎どもは、自分のクズ的振舞いが増大してるなんて気づいてなかったよと言うかも知れない。だが研究室を一歩出て、実際に職場でフィールドテストをしてみれば、クズ野郎が自分がそのクズっぷりを行使している対象をしっかり認識しているということがハッキリする。「不快行為の五〇～八〇%は上司から部下に向けられる……だいたい同じくらいのランクの同僚に向けられることはそれより少ない（二〇～五〇%）。そして『上向きの』不快行為——すなわち下の者が上の者に行なう——が起る確率は一%以下である」[9]。つまりクズ野郎は自分のやってることをはっきり認識している。クズ野郎であることの権力を最大限に利用するには、これらの数字を経験則として頭の隅に置いておくと良いだろう。君が格下に対してクズ野郎であったとしても、それを特段注目に値すると考える人はいない——典型的な「上には接吻、下は蹴り倒せ」だ——だがもしも一%の状況を考えているなら、注意が必要だ。大きな過ちを犯してしまうことになるかもしれない。

クズ野郎《ディック》と尻穴野郎《アスホール》、自己中《ジャーク》、それに君はどう違うのか？　これらの攻撃的なタイプは依然として倫理的推論と共感に苦しんでいる。自分の権力や攻撃性を揮う奴とサイコパスとを混同してはならない。これは良くある間違いで、君のエネルギーを奪いかねないものだ。君はいずれホンモノのサイコパスである敵に対処せねばならなくなる。だから単なるクズ野郎を相手に君の防具を駄目にしてはならない。あいつらをそんなに買いかぶるな。あいつらは所詮、誰も見てないところじゃ自分のクルマに戻ってメソメソ泣いてるような奴らだ。アダム・グラントの研究によれば、多くの人は自分自身を人間関係においては「与える者」だと見なしているが、職場ではその限りではない(10)。鼻っ柱の強いエグゼクティヴどもは、一度でも玄関にそれをぶつけたりした日には途端に泣き虫になってしまうんだ。君にはそんな贅沢はない。

敏感でいる

とは言うものの、いつクズ野郎になるかについては熟考するのが賢明だ。利口な上司なら、君が弱者をどう扱うかに目を光らせているかもしれない。多くの人はそれを人格を示す強い指標と見なしている（例えば、ゲーテ曰く、「ある男が、彼に対して無力である人間をどのように扱うかを見れば、その人物の性格は容易に解る」）。特定の脅威に対処する必要が生じない限り、無闇に蹴り飛ばしたいという衝動を抑えるようにしよう。その必要が生じた時には、まずそいつを孤立させ、絶対に上司の目に入らない場所を確保する。後は存分に楽しむだけだ。孤立させるというのは、権力の座に登ろうとしている奴をギッタギタにしてやる時には信じられないくらい有益な方法だ。嘘だと思うなら孤立させてみろ。何らかの権力を得たら、怠惰な手下どもに活を入れるために、タイミングを見てあからさまに癇癪を起してみるのも効果的だ（し、面白いよ）。だけど有効な昔馴染みを手放してはならない。つまり、剥奪と孤立だ。

真実の告白

「私が人生で重視していたのはただ一つ、力です。肉体的な力、人から望まれ尊敬される力、破壊する力、知識の力、目に見えない影響力。私は人間が好きです。人間が好きすぎるから、みんなに触れたいし、思いのままに陶冶したり破滅させたりしたいのです。必ずしもその結果を見たいからではなく、単に自分の力を揮いたいからなのです」

――M・E・トーマス、『ソシオパスの告白』

尿マーキング

君にとっては特に驚くことでもないだろう。老練にも「駐車場における縄張り防衛――待っている運転手に対する報復」と題された研究によれば、人は誰も待っていない場合よりも、誰かが駐車の順番待ちをしている時の方が駐車場の中でぐずぐずしている時間が長い傾向があるという。[11] イライラしているというのもあるのかもしれないが、その待っているクルマが高級車である場合、やはりぐずぐずはするものの――その度合いは控えめになるという。つまり上位の人間に対してはより慇懃になるが、クズ野郎であることに違いは無いということだ。イカれてるほど情けない実例だが、人間は全くのアカの他人とみれば、えてしてこういう態度を採って平然としている（交通渋滞での激怒を思い起こされたい）。認知しうる結果がない時、人は完全に感情を表に出す。もしも君の行為によって誰かがショックを受けたら、このことを思い出すと良い。そんなのは一笑に付して、こう言うのだ、「見られてたなんて知らなかったんだよ」あるいは「君が僕の立場なら、間違いなく同じことをするね」。

言葉に気を付けろ

語彙は君の地位を示す。だが君の想像するような形でではない。言語学の専門家ジェイムズ・W・ペネベーカーの『代名詞の秘密の生活』によれば、君は必ずしも難解で印象深い語彙を通じてではなく、小さな連結する言葉（例えば we, you, to, for, but, not）の使い方によって権力を伝えている。後者は「君の語彙の中の一％の一〇分の一以下であるが、あなたが使う単語の六〇％近くを創り上げている」。代名詞はおそらくこのグループの中でも最も露出的なものだ。例えば「ほとんどの人の考えに反して、地位の高い人は地位の低い人に対して、we や you を高頻度で用いる……そして地位の低い人は I を多用しすぎる」[12]。英語における最も一般的な単語は I であり、それを多用しすぎるのは自信がなく、自己中心的で、落ち込んでいることを示す徴候かも知れない。逆に権力が強ければ強いほど、難解な語彙と共に冠詞や前置詞をよく使う。だから送信ボタンを押す前に、I と代名詞を使いすぎていないか、メールを読み返すこと。I think I gave it to them というような返信をしてはならない。

Because は特に効果的な単語なので、頻繁に使うと良い。人はこの単語に対しては、それに続く理由に価値があろうとなかろうと、強く反応する。エレン・ランガーのこんな実験がある。(13) コピー機に列ができている。君はこう言う、「すみません、私五頁なんで、コピー機使わせて貰えませんか？」。六〇％の人は君に先にやらせてくれる。だがもしも、「すみません、私五頁なんですが、コピー機使わせて貰えませんか、何故《ビコーズ》なら、私急いでますんで」と言えば、九四％の人が替ってくれる。この市民的寛容の増大は、自分に正当かつ差し迫った理由があるからだと君は考える。だがそうではない。もしも「すみません、私五頁なんですが、コピー機使わせて貰えませんか、何故《ビコーズ》なら、私コピーしないといけませんので」と言ったとしても、九三％の人はそれでも替ってくれる。君の言っている理由とやらが全然中身のないものであるのにも関わらずだ。これこそ、重大な外交上の政策を誰に相談しているのですかと訊ねられた時のドナルド・トランプの遣り口だ。「私は自分と話をしている。自分自身だ。何故《ビコーズ》なら私は物凄く頭が良いからだ。私はたくさんのことを言った」。批評家はこれを空虚なレトリックと言うだろうが、それは彼らの問題だ。もしそれが役に立つなら、何故《ビコーズ》ならそれは君にポジティヴな結果をもたらすからだが、そんなに空虚でもないだろ？

TIP：特定の状況では、カジュアルに誓うことも、支配力のシンボルとして機能する。

一般化せよ。それは個人の経験の力を公宣するのに役立つ。Never と always はほぼ全ての主張を強調するのによい単語だ。丸っきり嘘のことを言う場合には、こういう単語を使って自信満々に言うこと。例えば「僕はトイレに行った後は常に、いつだって《オールウェイズ》手を洗うね」とか。逆に、probably のような修飾語《クオリファイ》は弱く、無駄だから、今すぐ君の語彙から叩き出せ。そして絶対に、何があろうと、自分を制限《クオリファイ》するな。

短くて直接的な言説は相手にとって解りやすく、憶えやすい。何かを主張する時は、簡潔かつ直接的に言え。事実を誤魔化したい時には難解な言葉を使え。ジョージ・オーウェル曰く、「誇張された文体はそれ自体が一種の婉曲語法だ。大量のラテン語の単語が事実の上に粉雪のように降り積もり、その輪郭をぼやけさせ、全ての詳細を覆い隠す。明瞭な言葉の大きな敵は不誠実さである。ある者の実態と謳われている目標との間にずれがある時、その人物はイカが墨を吐くように本能的に長々しい単語と使い古された慣用句へ手を伸ばす」[14]。

君自身の力

八〇年代の本、『パワー！　企業のなかの権力』から、最後の面白いアドバイスを紹介しよう。

「お願いをするな。積極的にやることを許可せよ。ただし、絶対に返礼はするな。冷淡な、だが本能的な寛容さをもって動け」。

「自分を忙しくさせればさせるほど、自分のスケジュールを他人に課すことができ、それだけ力が得られる」
「力を持つ者とは、手ぶらで歩く者だ。アタッシェケースを持つ者は槍持ちだ……」

権力を表す印は馬鹿げた、空虚な因襲のように見えるかも知れないが、それを軽視したり馬鹿げた無意味なものとして一蹴してはならない。それは極めて重要なものだ。人は君が何者かとか、君の保証人になれば自らの評判を危険に曝すかどうかを判断するのにわざわざ時間を費したいとは思わない。権力を集めるのは難しいが、その最初の一歩は簡単で直接的だ。積極的に、あらゆる種類の権力を認識するようにせよ。権力のある者に、ポジティヴな形で君を認識させせよ。信頼を得て、タイトルを獲得せよ。力強く動け。そうすれば、人は君を信じる。

第2部

下剋上之巻

第7章　効果的なキャラを作る

時間は来るだろう
君が出逢う顔たちと会うために顔を準備するための
時間はくるだろう、殺すための、創造するための。
——T・S・エリオット、『J・アルフレッド・プルフロックの恋歌』

真実の告白

君は程良く社会に身を隠し、働いている。ということはつまり、主要な感情の論理的な意味、その見かけと口調、そしてそれをいつどのように表明すべきか、といったようなことを既に学んだということだ。君は一般に感情をパントマイムすることはできるが直接体験することはできないと考えられている。(1)表出的統制を練習し、面接では効果的に披露した。そこで次に必要なのはこの統制を長期間に延長することだ。それが君の生活のパフォーマンスだ。いい報せがある。君は平均的な人間よりも偽るのが上手い。(2)

私は心優しいゲス野郎ですよ。「無防備」で「傷ついて」います。毎日毎日、そう見えるように相当のエネルギーを注ぎ込んでいます。弱さを見せると同情を惹けるんですよ。他人の警戒心を解くのに打って付けです。

――T・ジョンソン、パイロット。コネティカット州ブリッジポート

オフィスでは君が腹の中でどんな感情を抱いているかなんてどうでも良い。調子が良くて理性的に首尾一貫していて、落ち着いていればそれでいいんだ。職場の人間は君の正体なんて気にしているると思うかい？　君が家で、それか連中が絶対行かないバーで自分のサイコパス的側面を解放したとして、気にすると思うか？　ありえんだろ。連中は君のことなんて欠片も考えたくないんだ。連中はただ、君に食い物にされることはない、だから君に関して心配することは何もないという事実を確認したいだけだ。いや、何もビジネスの場にご立派な男女が全然いないなんて言ってないよ。そういう方々は、ディープなコラボレーションだのコネクションだの同盟だの、互いに対する忠節を築き上げ、卓越した度量で邁進し、社会に対して意義深い貢献を為されておられるんだろうさ。知らんけど。ただ、君は間違いなくそういう連中の一人じゃない。その上で、君の力になろうじゃないか、と言っている。

自己の感覚

君は「正気の仮面」を被った人間だと言われ続けて来たわけだが、一方、他の人間だって何も不変かつ鉄板の「真の自分」の感覚だの、絶対確実な自己やアイデンティティの感覚を持ってそこらを歩いてるわけではないということを理解するのが肝心だ。君の周りの人間は誰だって、やっぱり仮面を被っているし「キャラ」を演じてる。理由はどうあれだ。人格《パーソン》という言葉自体、ラテン語のperona、つまり「仮面」に由来している。完全無欠にして固有の、そして演技も無しにプライベートからパブリックにシフトできるような自然な「自己」なんてものはない。誰だって演技するんだ。そして誰だって一日中、誰といるか、何を売るかによってその演技を変える。

「この世は全て舞台」って言葉がだいたい全てを言い表している。シェイクスピアがこんなにも根強く人気があるのは、ほとんどの人が感じる空虚さを表現することができるからだ。たいていの奴らはそれを隠すことに生涯を費やすわけだが。「人生は歩いている影たるに過ぎん、ただ一時、舞台の上で、ぎっくりばったりをやって、やがてもう噂もされなくなる惨めな俳優だ、白痴が話す話だ、騒ぎも意気込みも甚いが、たわいもないものだ」[3]。

ここに自己に関する幾つかの面白い引用を置いておく。他の人々が腹の中でどう考えているのかのヒントになるだろう。君の方がもっと冷たくて空虚だろうが、完全に違うというわけでもないだろう。

「われわれは事実上、彼は自分が気に懸けている個別の人間集団の数だけの、異なる社会的自己を持つと言うことができる……親や教師の前では取り澄ましている多くの若者も、「タフ」な若い友人たちに混じると海賊のように毒突き、ふんぞり返る」

——ウィリアム・ジェイムズ、『心理学の諸原理』

「われわれは自己を持つという幻想の下で働く存在だ。感覚体験と感情の増大したものであり、われわれは互いに何者かであるという完全な確約にプログラムされている。だが、実際には誰もが誰でもない」

——ラスト・コール、『トゥルー・ディテクティブ』

「われわれ自身に関する事実は必ずしも固定的ではなく、また懐疑的解体に耐えうるものでもない。われわれの本質は、実際、曖昧で実質のないものだ——よく知られているように、他のものの本質よりも不安定で、非固有的なものだ。そしてそうである限り、誠実さなどというものはウンコだ」。

——ハリー・G・フランクファート、『ウンコな議論』

「人間が自分の頭の働き方を知ることができないのは知るための道具が自分の頭しかないからだ」

――コーマック・マッカーシー、『ブラッド・メリディアン』

「われわれは、われわれ自身にとっても未知な存在である……われわれにとって、自己こそ見知らぬ者であらざるを得ない。われわれが自らを理解することなどない。われわれは自分を他人と間違えざるを得ないのだ。われわれには、「誰もが自分から最も遠い者である」という命題が、永遠に当て嵌まるのだ――われわれは自分については、「認識者」ではないのである」。

――フリードリヒ・ニーチェ、『道徳の系譜』

「ほとんどの人間が愛してるのは、あなたが演じてる人間だ。その愛を維持するには、演じ続けなきゃならない。あなたは自分の見せかけを愛するようになる。そりゃ確かに、俺たちはイメージに、演技に囚われてる――そして悲しいことに、人は自分のイメージに慣れ親しむあまり、その仮面に執着するようになる。自分を縛る鎖を愛してるんだ。本当の自分なんてすっかり忘却の彼方さ。それを思い出させてやろうなんて考えを起こしてみろ、憎まれるのがオチだ、あなたが連中の一番大事な宝を盗もうとしてるみたいに感じるんだ。

――ジム・モリソン、『クリーム』誌

「私は自分自身を知りつつある。私は存在しない……私は自分がなりたかったものと他人が私を理解したものとの懸隔である。ピリオド」

――フェルナンド・パソア、『不安の書』

休憩

TVドラマ『デクスター』の主人公であるシリアルキラーのデクスターは、彼の内なる「闇の声」を隠す最高の手段を父から授けられ、これを駆使して自由自在に捜査を逃れている。彼は人当たりのよいヴァニラみたいな表向きのペルソナを採用しているが、これは君の日常生活にとっても優れた戦略だ。君はリラックスして、自信満々であるように見せたい。あまり風変わり過ぎるとして目立ちたくはないが、退屈な壁の花と思われるのも癪だ。何より、君の不適切なサイコパス的衝動を隠すために、安全な休憩所が必要だ。つまり、あまり過剰にコントロールする必要がなくて疲れないペルソナ。何も気前の良いオフィスの相談役なんぞになる必要はないが、少なくとも、職場で動物を殺したりしないようにする必要がある。

最初から、頻繁に隠せ。疑いを逸らせ。一旦芽を出した疑いを鎮めるより、芽が出ないようにしておく方がずっと簡単だ。「善人は滅多に疑わない。自分ができないことを他人がしているなんて想像もできないのだ」(4)。ほとんどの人間は想像力が欠如している。猜疑心を起こさせるのは一苦労だ。腹立たしいほど良い鴨だが、原則を外れて連中を威嚇したいという衝動を抑えることを覚える必要がある。頼むから自制してくれ。

出世と権力を追究するなら、時には自分が昇進に相応しいと力説する必要もある。そのためには、より積極的なペルソナが必要だろう。表出的統制がちゃんと機能しているなら、地位を強化して向上させるためのより核心的で攻撃的なキャラを呼び出してもよい。それから温厚で人当たりの良いヴァニラに戻って休憩する。

サイコパスは自分の欠点を漂白しすぎる傾向がある。自分を過剰に良く見せたいという誘惑に抗え。要らぬ疑いを買うだけだ。些細な弱点を敢えて見せることで、より人好きのする感じになる。他の誰も興味を持たないような、自分だけの変な趣味をでっち上げろ。例えば中古屋でヴィンテージものの八ミリ・ホームムービーを集めてますとか。そんなもの君と一緒に見たいなんて酔狂な人は誰もいない。それに君が夜中にそれを見てるってことを疑う奴もいないし、たぶんそんなもの見るのは大変な時間と忍耐力が要るだろうなと思ってくれる。完璧なアリバイだ。

TIP：英国の特殊部隊のための軍事訓練には、捕虜になった時の振舞いも含まれている。要は「グレイマン」となり、可能な限り温和な、特徴の無い人間を装うことだ。[5] 取るに足らない無関係な人間に見えれば、心理的なカモフラージュになる。厳密には出世戦略ではないかもしれないが、弱っているみたいに感じたときのために頭の隅に置いておくといい。

オフィスのパーティ

サイコパスとアルコールとデートとボスは潜在的に危険な組み合わせだ。だが愚痴は言わずにスマートに行こう。適切に利用すれば、休日のパーティは三つの意味で宝の山になる。君の愛想の良いペルソナを見せつけられる、通常はアクセスできない権力のチャンネルを通じて人を操れる、みんな呑んでる時には両刃の剣の秘密の一つや二つ聞き出せる。

愛想の良い出世頭みたいに陽気に会場を泳ぎ回れ。チームプレイをしろ。上手くやれるなら、頼み込むなり奪い取るなり借りるなりして陽気でホットなデートの約束を取り付けろ。奢ってやり、カッコいいとこ見せつけろ。別に一緒に寝る必要はない。でなきゃ、一人で行け。お洒落しすぎるな。タダ酒やタダ飯に浮かれるな。そんなことは愚民にやらせときゃいい。そんなところの食い物なんてどうせ食べにくいと相場は決まってる。ならすっ飛ばすのが安全だ。まあ、スウェーデン風ミートボールを小さなプラスティックの楊枝で不器用に取ろうとしたりする様子はちょっとしたギャグになって、可愛く見えるかもしれんが。

オフィスのパーティは普段は接する機会のない上役と会話するまたとないチャンスだ。みんなことなく普段とは勝手が違うから、ゲームはオフィスにいるときよりルーズになりがち。だが適切なタイミングが大切だ。マイケル・コーダの『パワー！』では、オフィスのパーティでの力の操作の方法が説かれている。簡単にパラフレーズしてみよう。力のある者は遅れてやって来て、早く去る。○○：○○にビュッフェと酒に興奮する羊の第一波が到着し、楽しく過ごす。○○：三○に残りが到着するが、少し冷淡な感じ。君はこの時に来ると良い。○○：四○にボスたちが登場し始めて部下たちに声を掛ける。○○：五五にはボスらは自分らで集まって話をし出す。この間みんなは、誰と誰が話しているか、誰の周りに人が群がっているかを見定める。宴会騒ぎの下で立ち位置を決める大事な時だ。チャンス⑥を待て。地位を越えて酒を酌み交わすのに最適なのはパーティ開始後一時間から二時間までの間だ[6]。ボスたちの集団がバラけ、無礼講となる。君より上の連中が自分たちより上の連中に挨拶するまで待つこと。それからこれはと思う上司に狙いを付けて、素速く爽やかな会話に持ち込む。

泥酔してデスクの上で踊ったりするなよ。とはいえ全然呑まないというのも、周囲にアル中だと思われるかもしれないからビールくらい呑んどけ。二時間を超えると、後で役に立つかもしれない人聞きの悪い情報を集める頃合いとなる。パーティは実情調査のミッションだと思え。素人集団の中で自分だけがプロフェッショナルでいろ。みんな酔っ払って油断してる。質問して、聴け。分別を失うな。これは特に、君に対して間接的な力を揮っている奴を相手にする場合に有効だ。

酔っ払った人間はしばしば馬鹿みたいなことをするから、君が酒を持ってるところを見てる奴はおそらく、たぶん今の君は酒を手にしてない時よりも馬鹿だと考えてる……君が酔っ払ってる形跡がゼロであってもだ。研究によれば「認知力の低下の徴候が見られない場合、アルコール飲料を手にしている者の方がそうでない者よりも知性が欠けていると判断される。これは〈酒呑み馬鹿のバイアス〉と呼ばれる誤謬である」[7]。いい隠れ蓑だ。酒を持っていると、あれこれ詮索される恐れは少ないように見られる。相手にしても無駄なほど泥酔しているようなら、もう帰れ。帰りますなんて言う必要はない。ただ立ち去れ。

自然さ

時に人間は人間同士の交流において数多く偽っているが、私はどうやら全てを偽っているらしい。それもとても上手に。それが私の責務なのだ、と思う。

——デクスター、『デクスター』

自然さは表出的統制の延長線上にあり、人間というものはルーティンの破れや中断にはことのほか敏感だ。自然であることは無意識的で、容易なことだ。自然に振舞うのは実に難しい。『行為と演技——日常生活における自己呈示』においてアーヴィング・ゴッフマンは、人間は説得力ある役者になるよりもペテン師を嗅ぎ分ける方が上手いと示唆している。曰く、「エゴの計算された何気なさ calculated unintentionality を見せようとする努力を見通す術は、われわれが自分自身の行動を操る能力よりも、よく発達しているように思われる」。つまりこれは厄介な問題だ。君は完全なペテン師であり——かなり長期にわたって——信頼できるキャラを演じなければならない。しかもその相手は一つのことに長けている——ペテン師を嗅ぎ分けることだ。ではどうするか?

役者はあらゆる手を使って説得力ある自然なキャラを作る。マイケル・ケイン曰く、「仲間の役者と何かを稽古している時、別の劇団員がやって来たとしよう。この時彼に、それが実際の会話ではなく稽古だと気取られるようなら、あなたの演技はなってない」。メソッド式の役者はマイズナー・テクニックに従って自らを心的に縛り「所与の想像上の状況下で実際に生きる」、あるいは

「役と完全なる感情的同一化」を得る。ミハイル・チェーホフの弟子たちは、自己受容感覚を伸し、

「精神、肉体、感覚の意識的認識」に集中すべく修行する。[8]とはいうものの、そこまでハードにやる必要はない。

特定の感情を全く感じることなくその感情状態にあるように見せることはできる。例えばジェイムズ・フランコはいとも簡単にやっている。あの有名な謎のにやにや笑いを浮かべるのに、別に遠い昔の失恋や、宇宙の意味などを思い浮かべる必要はない。彼は言う、「扇が暑い風を俺に吹かせているのを想像することもある。また、バスの排気だと想像することもある」[9]。ジョニー・デップのやり方は複雑怪奇だ。ネット上で彼が言ったとされている言葉によれば、「常に混乱の状態に留まろうとする、そういう表情を作るためだ」[10]。どういうことを想像すれば「私はノーマルな善人です」という顔ができるかをいろいろ考えて、見つけ出したらそれを使え。マーロン・ブランド曰く、「われわれは誰もが演技の技法を使って目的を達成しようとしているというのはシンプルな事実だ……演技は必要不可欠な社会的潤滑剤であり、人生のあらゆる面で自分の利益を守り、アドバンテージを得るための手段だ」[11]。

トルーマン・カポーティの『冷血』に出て来る殺人鬼の一人ペリーは、異なる表情を作る一助として鏡を用いていた。「彼は自分自身の顔の虜になってしまうのだ。角度を変える度に、自分の顔から違った印象を受けるのだった。それは神隠しの『取り換え子』の顔のように変わり、鏡に頼って行なう実験が、どうすればいろいろの変化を生み出すか、あるいは不吉な顔に、あるいは悪戯っぽい顔に、あるいは情熱的な顔にするか、教えてくれたのである。頭をちょっと傾け、唇を捻ると、

崩れたジプシーの顔が、大人しいロマンティックな人間の顔に早変わりもするのだ」[12]。多くの役者が、完璧なキャラの表情とジェスチュアを作るために鏡を使っている。鏡はどこにでもある。練習を重ねて、自分の顔がどう見えるかを勉強しろ。

もしも君の演技力が目下の会話に追いついてないようなら、どうにかして舞台を降りろ。そして相手に喋らせろ。ホモ・サピエンスという奴は、自分のことを話すのが好きなんだ。周囲の世界に興味を持て、さもなくば君の演技から注意を逸らさせろ。

自信は傲慢ではない

マット・デイモンはジェイソン・ボーンのキャラの魅力を宣伝するために、世界で最も有名なスパイに関する特異な見方を披露した。「ボーン映画みたいなジェイムズ・ボンドものを作ることはできなかった……何故ならボンドは帝国主義者で女嫌いのソシオパスで、どこにでも現れては女と寝て、マティーニをがぶ飲みし、人を殺しまくる。ムカつく野郎だ」。まあどうでもいいけどさ、マットよ。彼はこの五〇年間で最も人気のあるヒーローの一人でもあるんだ。それに奴はボーンより面白い奴だぜ。正直、ボーンはクズ野郎だ。

パットン将軍は鏡の前で何時間もあの印象的な顰め っ面の練習をしていた。多くの人にとって、自信を鼓舞して人に見せるのは難しいのだ。君にとっちゃそうではない、だけどそれは君といえども自信の問題とは無関係だという意味ではない、何だって注意を払うことが必要なんだ。モチベーショナル・スピーカーのウォルター・ボンドは、それを特に君にとって有用な形で述べている。「自信とは、コントロールされた傲慢だ」。「コントロール」というのはここでは重要な意味を持つ言葉だ。こっちのボンドのアドバイスに従って、君の傲慢さに鼻輪を嵌めとけ。自信と傲慢は、他人の中に全然違う反応を引き起こす。

図に乗るな

全ての人間が自分がサイコパスであるという事実を隠さねばならない十字架を背負わされているわけじゃないが、人間誰でもいつだって社会をスムーズに機能させるためにお互いに標準化された役割を演じているのだ。その役が医者であれ教師であれ友人であれ夫であれ、ウェイトレスであれ、彼らの入念な心理社会的契約が機能しているのは、互いに信じ合うことに合意しているからだ。彼らはゴッフマンの言う**保護的措置**を提供している。人間というものはともかく騒ぎとか起こしたくない。だから不面目を避けるために、君が主張する自己の正統性をかなりの程度まで支持してくれるだろう。君の行動から真実が透けて見えていたとしてもだ。

君が本当に上手くやっているように見えるのはどんな時か、ということを忘れてはならない。それは何も君が目眩くような仕事を上手くこなしているから、ではない。それは何も、君が他の誰よりも賢くて優れているから、でもない。ある意味では、君の周囲の人が秩序維持の名の下に君を信じようと提案しているからだ。ゴッフマンは言う、「もし保護的措置が執られなかったならば人に抱かせた印象は一つとして保持されることはないということは容易に理解できても、印象を受けた人々がそれを受ける時、察しを働かさなければまずほとんどの印象が保持されることはあり得ないということはおそらく理解しにくいことではないのか」。このことは、それを支配し、勝利し、殺しているという感覚がみなぎっている時に、常に思い出すべきことだ。君はみんなを騙しているつもりでも、実はみんなが君にそう思わせているだけってことが思いのほか多いのだ。

同様に、**盲点バイアス**というのもある。他人の判断はバイアスによって曇らされていて、自分の判断だけが正しいと思い込んでしまうことだ。だがそんなことはない。一般に、われわれは自分の中の欠陥、つまり弱点よりも他人の欠陥に容易に気づくものだ。ナルシストは注意しろ――これは特に、君にとって真実だ。君は常に、最悪の犯罪者だ、たぶん今すぐ必死で否定するだろうけど。真面目な話、君の盲点はデカい。[13]

大事なことなのでもう一度言う。図に乗るな。それこそが失敗の元だ。君はそこまでじゃない。みんないつも君を大目に見てくれている。まあこの先もそうしてくれるだろう。君と公然と対立するよりも君のタワゴトを無視する方が不愉快だ、ということになるまでは。

自分を抑えられないシリコンバレーのテクノヲタクの驚くべき事例がある。通常、連中はあからさまなサイコパスとして振舞うフリーパスを持っている。何故なら投資家は、彼らの「ユニコーン会社」が関係者全員を腐るほどの大金持ちにしてくれると信じたがっているからだ。言い換えれば、このヲタクどもの誰かが、そいつが否定しようのない凄い奴だということを満天下に明らかにする、天才的なアイデアを得ることを。

自称「企業家」であるサンフランシスコ在住のジャスティン・ケラーは自ら、サンフランシスコ市長と警察署長宛にあまりにも滅茶苦茶な公開書簡を書くという役割を引き受けた。自由意志によって彼はこう書いた、「自分は人々がこの都市で起きている高級化に対してむしゃくしゃしていることを知っている。だが現実問題として、われわれは自由市場社会に住んでいる……裕福な労働者は、この街に居住する権利を自ら稼いだのだ……自分は毎日、職場との行き来の際に、ホームレスの連中の苦痛、苦闘、絶望を見なければならないのは真っ平である」。こんな書簡にどーゆうファックな意味があるのか？　今や、この元秘密工作者はナルシスティックで頭のおかしいヘナチン野郎として世界的に有名であり、誰からも憎まれている。馬鹿なことをしたもんだ。

それからほれ、言うまでもないが、（自称、だと思う）「製薬ヲタ《ファーマブロ》」のマーティン・シュクレリ。こいつは命に関わるＡＩＤＳの薬であるダラプリムを一錠当り一三・五〇ドルから七五〇ドルに吊り上げた。その後に起こった囂々たる非難を鎮めるために、後に彼が用いることになる、クソはクソだがある意味論理的な弁解をもう少し早く出すこともできただろう。例えば製薬会社は内密に研究しライセンスした製品をいかようにでも変える法的権利を持つだの、今日の薬品価格は明日の薬品を開発するための原資なのだだの。だが奴はそれすらしなかった。その代わり、全国放送のＴＶで議会の前にふんぞり返り、にやにやしながら目をぐるぐる回し、ナメ腐った侮蔑的な態度で黙秘権を行使した。そりゃもう、議会を憎んでいる人ですら、見た瞬間にそのヘイトをこいつに移すくらいの勢いだ。それから証券詐欺で起訴されたこやつは、明らかに正しいカードの切り方を理解しておらず、クールになる方法も知らなかった。こんな奴の真似をしちゃいけない。

こーゆうことは言うな、やるな。クソは洩らさず我慢しろ。自分の話している相手に注意を払え。どこであれ何であれ、傲慢なことやアホなことは書くな。ダメ、ゼッタイ。

自然に、愛想良く、自信を持って。陽気な超スーパースターの要素なんぞはなくても、君が――サイコパスとして――公の顔を作るに当たって肝に銘ずべきことがある。操作のしやすさ、余裕を持つこと、疑いを避けることにフォーカスするんだ。みんなの防衛的慣習の本能を促し、君の機嫌を取るようしむけろ。君を守るよう仕向けろ。で、攻撃は誰も見てない時に、計画的にね。

第8章　変装と再充電

心というものは、それ自身、一つの独自の世界なのだ――地獄を天国に変え、天国を地獄に変えうるものなのだ。

――ジョン・ミルトン『失楽園』

君は、同僚たちを操るのに疲れ果てて帰宅し、もう同じことを妻や子供たちに対してできっこないということはないか？　あまりに疲れ果てて、君がすっげーエロエロなメイドとヤッてると疑うなんてどうかしてるわ、と嫁に思わせるのすら億劫だ、なんてことは？　そりゃ、働き過ぎの所為だ。四六時中「オン」でいられる人間なんて誰もいないし、そういう行為は全て一苦労だ。エネルギーを溜めておく必要がある。

君にとって一番難しいことの一つは、明けても暮れても長時間にわたって体面を保ち続けることだ。当たり前だよなあ。馬鹿どもに対して魅力的でいるというのは、短時間でも魂が潰れるくらいダルいし、辛抱強さってのは君の得意分野じゃない。てか弱点だ。けど、おっさん相手にそいつの飼ってる所構わず屁を垂れ流す駄犬についての下らないおしゃべりに延々付き合わされて死ぬほどムカついて、そいつの頭に花瓶の一つも投げつけてやらねば気がすまぬという衝動を抑えきれなくなった時には、どうか思い出してくれ、辛抱が肝心だと。ナルシストよ、汝は幸いだ、汝は他のサイコパスよりもそれが簡単にできる。

才能あるサイコパスとは、自分を抑制できる奴だ。最終的に才能があるかファックかの違いは自己抑制だ。研究家のロイ・F・バウマイスターによれば、意志力には限界がある(1)。だから戦うのは勝てる時だけだ、エネルギーを消耗するな。安心できるキャラを演ずるのに労力を費やせば費やすほど、それだけ君のサイコパス的傾向が最悪の時に限って洩れやすくなる。何故なら自己抑制が疲労困憊するからだ。こうなると、もう一週間ずっと人参スティックだけを囓り続けて、今はベーコンダブルチーズバーガーをひたすら見詰めているデブ男みたいな気持ちになる。惨めだ。短気で苛立っていて一触即発というのでは世の中渡っていけない。

真実の告白

「自分では人当たり良くしようとしてるつもりだよ、だけどな、中には苛々させてくれる奴もいる。これとかあれとかくっだらないクソについて延々訊いてくる奴とか――しかも買わないと来てる――どうでもいいシートヒーターだの何だの、そういうクソについてひたすら訊いてくるんだよ。まあ何にせよ、そうゆう奴といて、もうファックだブチ切れる、って時にはだ、ちょっとすみませんって言って数分トイレに籠るんだ。ちょっと自己愛の時間ね。そしたらすぐにクールになれる。それからまた戻って、相手をしてやるのさ」

――マイク・リー、クルマのセールスマン、ロード・アイランド州プロヴィデンスマイクは正しい。誰かに怒鳴りつける寸前までいったら、センズリでもこきに行け。

エネルギーの節約と露見の最小化

自己抑制の持続時間の延長は、頑張るべき時とリラックスできる時を見極めることに懸っている。

汝の隣人を愛せ。近さは露見を生む。周囲の人間というのは君がのし上がる上で全然重要とは思えないだろう。だがしかし、君のサイコパス的失策を目撃するとしたら彼らこそその可能性が高い。で、目撃されたらいつ洩らされるか判らない。誰がボスへの裏ルートを持ってるかなんて判りっこないってことをゆめゆめ忘れるな。同僚、隣人、毎日顔を合せる相手と要る時こそ、特に油断なく自己抑制が大事だ。そいつらに何の権力も無くとも、注意を払う価値はある。時間の無駄のように見えても、マジな話、そいつらにへつらっとく価値はあるって。そいつらを味方に付けとけば、いざって時に大目に見て貰える。君が思ってるより簡単だ。

特に何も利害関係の無い時、人は君に関して違和感のあるところに気づいて、ネガティヴな反応をしがちだ（ネットのアラシども驚くべき、無意味な毒筆を見よ）、だが全員が呉越同舟の場合、人は得てして君に関する好きな部分を見つけようという動機に駆られる。自分が生き残るため、協力関係を築くためだ。研究によれば、「よく知ることで好きになるか、蔑むようになるかは、ひとえにわれわれの動機に懸っている」[2]。だから君がチームの一員であることをアピールすればするほど、そして相違点の露出を抑えれば抑えるほど、周囲にいる人間からポジティヴに見て貰えるようになる。ハロー効果と同様（ある点で良い性質を備える者は他にも良い性質を持つに違いないという思い込み）、「ある点で自分に似ている人はたぶん、他の点でも似ているだろう」というのは一般的な信念だ[3]。これを利用せよ。簡単な方法の一つは、協力的・連帯的な言葉を使うことだ。例えば「解るぅ」「俺も俺も」「俺らならできるッ」みたいな。

気にしない。リラックスすること、自己抑制を切る時間を作ることを憶えろ。それから、本性を発揮するのに不適切な時を認識することを憶えろ。そうすれば気にしないでいることが容易になる。何もレストランにいる時にマキャヴェリアンに徹する必要はないのだ。何でも好きなものを頼めばいい。ビールを頼めば、ビールが来る。何もウェイトレスを操ってビールを持って来させる必要はない。エネルギーを節約するだけでなく、スマートでもある。無駄にプレッシャーを与えないようにすれば、露見のリスクが減らせる。例えば同僚と出かけた時にウェイトレスを操ろうとして、うっかり操作テクの一つを使ってしまったりしたら、同僚はピンと来て何かに気づく。コントロールする必要のない状況ではリラックスすることを憶えろ。

それと、コントロールできない物事を認識することを憶えろ。ラインホルド・ニーバーの静穏の祈りが、自己抑制に取り組む団体であるアルコホーリクス・アノニマスに好まれているのには理由がある。

神よ、変えることのできないものを静穏に受け入れる力を与えてください。
変えるべきものを変える勇気を、
そして、変えられないものと変えるべきものを区別する賢さを与えて下さい。

まあ、神に祈る部分はすっ飛ばしていいが、コントロールできない時にはリラックスすることを憶えろ。クソなことが起きても起こるがままにしておけ、何をどうしたってどうせ起こるんだから。大きな力に逆らって無駄な抵抗をするな。時間とエネルギーの無駄無駄無駄無駄。

真実の告白

「いいかい、君が強制と呼んでいるものをね、僕は主導権を握ると呼ぶ。支配？　そりゃ「決断する」でどう？　操る？　いやいや、僕はただ、自分が望むことを人にしてもらう才能があるだけさ。だから僕は当選したんだ」。

――ボウ・バニーフィールド、議員、ニューオリンズ

プライベートな空間を創る。 レストランで働いたことがあるなら、厨房とダイニングのヴァイブの違いをよく知ってるだろう。これがパブリックな空間とプライベートな空間の違いだ。そしてフ

アンシーな場所ほど、その違いは大きい。パブリックの最前線じゃ、スマイル、小綺麗なリンネル、ぴかぴかのナイフ。だけど裏では、暑苦しいところでせかせかして怒声が飛び交い、ぬるぬるする床にモロに落ちたステーキを誰もが何の躊躇いもなく拾ってそのまま出す。皿洗いとして働いたことのあるジョージ・オーウェル曰く、「ホテルの食堂へ入っていくウェイターの姿を見るのは、なかなか教訓になる。ドアを通過したとたんに、とつぜん変貌するのだ。肩の構えが変わって、汚らしくせかせかと落ち着きのないところは瞬時にして消えてしまう。そして僧侶さながらの厳粛な態度で、カーペットの上を滑るように進んでいく」[4]。

誰もがキッチンを、あるいは男部屋を必要としている。とりわけ君はそうだ。これはとても大事なことだ——君にはダレ気味の自己抑制の感覚を立て直す場が必要だ。引き籠もってリラックスできる場所を見つけろ、人目に付かないところに。それはプライベート・オフィスかもしれない（まあオフィスのドアが閉ってると、気づかれてあれこれ憶測を呼ぶものだが）。だがそれでなくてはいけないということはない。いつものランチ後のその辺の散歩だって、凄いプライベートな空間を提供してくれる。ただし、それが日常的なルーティンであるかのように見せかけて、必要のない日にもきちんとこなして、散歩に行く日に関する好奇心を喚起しないようにしなければ、だが。ヴィクトリア時代には、不快な気分の時に引き籠もる場所はgrowleryと呼ばれていた。チャールズ・ディケンズが『荒涼館』で述べているように、「ご存じでしょうがこれがグロウレリです。機嫌の悪い時、ここに来てぶつぶつ言《グロウル》うのです」。

ハリウッドにはクリエイティヴなサイコパスがわんさといて、自分用の異常なプライベート空間を作っている。[5] お伽噺の英雄は時に魔法の鞄を持っていて、そこには鞄そのものよりも遥かに大きなものを入れておくことができる。ジャック（豆の木で有名）はその中に入って巨人から隠れた。『ハリー・ポッター』のハーマイオニーは靴下の中にビーズのハンドバッグを隠していて、その中にはキャンプ用品一式が入っている。小さなものの中に大きなものが入るという話は魅力的だ。「ピンク・イエラー」の異名で知られるハリウッドのマネジャーは分厚いレザーの鞄を買い、これを「シャウティング・バッグ」と名付けた。ヘイトを撒き散らす必要のある時は、そのバッグの中に喚いてスッキリし、蓋をする。言葉は鞄の中に隠され、彼は気分が良くなり、彼が何を言ったのかは誰にも判らない。

一九七〇年代のとある性格俳優は現場に専用のトレーラー・セットを持ち込んでいた。彼はそれを「暴力部屋《メイヘム・ルーム》」と呼んでいた。そのトレーラーは一見ごく普通だが、防音で内部は装甲化されていた。セットアップの間にこの俳優はトレーラーに「引きこもり」、中のガラクタを粉微塵に砕く。ボトルやグラス、皿、ＴＶなどを野球のバットでぶち壊し、それからすっかり回復し、リラックスし、自制できる状態に戻るって寸法。

「平穏無事な幸福だけを愛するなんて、どこか見苦しいような気さえする。良かれ悪しかれ、時には何かを破壊することも、実に気持ちが良いものだ」

——フョードル・ドストエフスキー、『地下室の手記』

プライベートな空間には警報システムを配備すること。そうすれば誰かに君の正体を見られる前に、クソすっきりできる。ドアの外の秘書はそのためにいるのだ。秘書がいないなら防犯カメラが有効だが、普通は気持ち悪がられるしヘンに見られる。昔の日本では、サムライの城は誰かが忍び寄ってきたら床から音が鳴るような仕掛けが施されていた。「鶯張り」という奴で、真っ暗な部屋の中に忍者が抜き足差し足してても警報が鳴る。もしも床を改装するつもりがないなら、それ以外にも便利な音の出るものがある。ドアにベルを付けるとか、プライベートな空間への道を車輪がきーきー鳴るカートで塞ぐとか。誰か来たら吠えるカワイイ犬を飼うのも良い。これは君を優しく親切な人に見せる効果もある。自分の環境に合わせて道具を揃えたい。楽しいし。

最後に、警報に関するオーウェルの言葉で締めよう。「ホテルの規律はひとえに支配人に懸っていた。支配人は真面目な男で、絶えず規律の緩みに目を配っていたが、われわれの方がもっと上手だった。ホテルには仕事の連絡用のベル網が張り巡らされているが、従業員たちはみんなこれを利用して合図したのである。長く一回、短く一回、それに続けてさらに長いのが二回鳴れば支配人接近中の合図で、これが聞えるとみんなが忙しそうなふりをした」(6)。

ミスディレクション

注意は水みたいなもんだ。液体なんだ。それを逸らす水路を作れば、そっちへ流れていくペテンの感覚ってのは、まあ第六感に一番近い。自分の外に出てだな、他人の眼で見、他

人の頭で考えるんだ。(7)

――アポロ・ロビンズ、掏摸

タキシードでもなければ兎でもない――手品師の最大の財産は、君の注意をコントロールしてタネや仕掛けから目を逸らさせる方法を知ってるってことだ。ミスディレクションを自在に駆使して、奴はまさに君の目の前で君を煙に巻く。君は既に頭から疑ってかかって必死に目を凝らしているのにだ。奴は君が見てると思ってるものを知っている。何故ならそう思わせてるのは奴だからだ。どうやって？『ミスディレクションの魔術』で、ダリエル・フィッツキーは手品師の沈黙の掟を破り、その手法を公開している。これからそれを説明するわけだが、何もシルクハットを被って五歳児の誕生パーティでトランプ手品をやれと言ってるわけじゃない。ただ、手品師の手法を幾つか知っておくと、隠匿に役立つ。特に厳しい詮索に曝されている時に。

何らかのもっともらしいホラ話をでっち上げ、期待を持たせる。これによって他人は、君が企んでいることに対して自分自身で結論を下したと考えるようになるが、実際に君のやってることは全く別。「手品師は説明というハイウエイの上で観客を導いていく。これには出口は無い。というか、もっと良いのは六つも出口があって、全部塞がっている……そして窓を指すことによってドアを開ける」。(8)さて、何だこりゃ、呪文みたいなクソに聞えるよな？　人間は手品師について語る時には、ともかく謎めかしたがるもんだ。けど実は話は簡単、そして有用。ジェイシーのコンピュータにマルウェアをぶち込んでやりたいなら、何も丑三つ時に怪盗ナントカみたいなナリで忍び込む必要はない。防犯カメラが全部こっちを見てるのに。やるならホリデー・パーティの最中だ。酔っ払ったフリをして、風船を割りまくってる間にこっそりダウンロード。これが本当の手品ってもんさ、ベイビー。誰も君が本当にやってることに気づかない。

非注意性（あるいは知覚性）盲目と言うのは、人間は目の前にある全てのことにいつもいつも注意を払うことができないという事実だ。人は時に、これ以上もないほどあからさまな事柄を見落としたりする、特に予想外のことについては。[9] 例えば、とある研究では観察者が次のように依頼された。「バスケのチームが互いに何回パスを遣り取りしたか数えてください。ただし敵チームのパスは無視してください」。こうして数えることに夢中になっていた観察者のほとんどは、ゴリラスーツを着た男がその場を横切ったのに気づかなかった（しかも胸を叩きながらだ）[10]。誰にも気づかれずにゴリラを建物から追い出す必要があるなら、何か夢中になる気散じを作り出すことだ。

フィツキー氏の本から、もういくつか有用なTIPSを。「動きは注意を惹き付けるが、同時に可視性を減らす」。これこそ、全てのトランプ手品のテクの背後にある原理だ。「自然さは注意力にとっての麻酔である」[11]。君がいつもやってることをやってる時には、誰も注意を払わない。こっそり何かをやろうとしている時には、いつものルーティンを墨守すること。「ヘイみんな、ここには見るようなものは何も無いぜ」と言った瞬間、全員の目が君に注がれる。

手品師が使う策略の多くは、議論で使われる策略の物理版だ。手品も議論も、注意をコントロールするツールを用いて気を逸らせたり、聴衆を意図する結論へと導く。それが事実だろうとなかろうと。

暗示と示唆は、ハッキリ言うよりも効果的だ。特に既に疑いを持たれている場合なんかは、ハッキリ言っても信じて貰えない危険がある。そういう時はまずは事実、相手が間違いなく正しいと知っている事実から始める。それから徐々に、相手が個人的には本当かどうか知らない事柄へと移る。そこからなら、ありそうもない、あるいはあり得ないことにでもジャンプするのは簡単だ。

先回りして注目を回避。先回りしろ。誰も気づいていないうちに重要なことを済ませてしまえ。気づかれたら、中国の諺を思い出せ。「許可を貰うより赦して貰う方が易しい」。

混乱させろ。多くの、異なった細部を混ぜこぜにして、重要なこととそうでないことの区別が付かないようにしてしまえ。混乱、動揺は論理的な推論を妨げ、やってることの細部の重要性を隠すのに役立つ。

気を逸らす。どこか他所の、新しくて強い興味を出してくる。手品師はしばしば、どこにでもある変哲のないものに見せかけた小道具——茶色い箱、ブリキ缶、テーブル——を作る一方で、二枚の羽根しか身に着けてないようなエッロい女を出してきて気を逸らす。そりゃ、誰もテーブルなんぞ見てないだろう。何かに注意を惹き付けることを避けたいなら、それを見たり、近づいたりするな。囮に注意を惹き付けたいなら、この上もなくそれに注目しているみたいに振舞え。

TIP：絶対に前以て意図を明かしてはならない。

情報コントロール

情報コントロールは君の立場を安全に保つために欠かせない。熱意や自慢の名の下にうっかり秘密を漏してしまわないようにすること。ひとたび秘密が漏れれば、取り戻すことはできない。そうなれば秘密は無価値となり、危険なものともなる。何も疑心暗鬼で消耗した、絶対に口を割らないパラノイアになれと言ってるわけじゃない。ただ、さまざまな秘密のタイプを区別できるようになるのが大事だ、[12]それは君自身の秘密を守るのにも、また他人の秘密を即席の脅迫に使うのにも役に立つよと言っている。アーヴィング・ゴッフマンは、秘密を六つのタイプに分けている。憶えておくと損しない。

暗い秘密。究極の秘密。秘密を持っているという事実自体が秘密。『デクスター』という番組は全体がこの種の秘密に関することで、もしも他人に君の「闇の声」に気づかれたら、あれと同じようなことになる。君がサイコパスであるという事実は暗い秘密だ。君の核となる秘密だが、こういうのは誰にでもある。暗い秘密は君に関する隠された事実で、君の外向きの顔とは正反対のものだ。

二重生活、不倫、隠れて他社の副業をしている、ガレージの中で宇宙船を建造している、などといったことが暗い秘密だ。たとえ君の秘密が、週末にサービスエリアで娼婦を殺している、みたいなドラマティックなものとは程遠いとしても、秘密性それ自体が他人を当惑させる。だから慎重に守れ。暗い秘密が露見すれば、それを見つけた者は烈しい認知的不協和を起こし、もう二度と君は信じてもらえなくなるし、終生嫌われるだろう。人間関係には修復不能な亀裂が入り、その後、酷いゴシップと、より広い職業人としてのキャリアに悲惨なダメージを受ける。まあもしも……もしも君の秘密が、何か驚くべき素晴らしいもの、例えば大傑作とかタイムマシンとかなら別だが。あるいは、その秘密を弁解するすごい物語を用意して、件の秘密を隠していたのは当然だし同情できる、と思わせてしまうか。まあ普通は、何を犠牲にしても暗い秘密は守ることだ。

戦略的秘密。他人は君がそれを持っていることを知っているが、その詳細は全く知らない。戦争の戦略、企業秘密、おばあちゃんのパイのレシピ。何かに「独占権」がある、あるいは守秘義務契約への署名を強制されたなら、それは戦略的秘密だ。有名なコカコーラの秘密のレシピみたいなもんだ。アトランタのワールド・オブ・コカコーラにはバカデカくてけばけばしい金庫が展示されていて、その中に秘密が仕舞ってあるんだと。だがそのレシピ自体を知る者は誰もいない。

戦略的秘密は仕事の場では普通によくある。いいかよく聴け。どんなに魅力的でもこれらの秘密を洩らしてはならない。どんな小さな些細なことに見えたとしてもだ。バーとかFacebookで自慢したい？　止めとけ。これらの秘密を守ることは、企業にとってはどんな従業員より大事なことだ。

君が自分をどんなにエラい奴だと思ってたとしても。たちまちクビ。ばらすな。本当にクビになって、失業給付でド派手な生活を始めたいというのなら話は別だけど。もし本気でそう思ってるなら、戦略的秘密の漏洩が一番手軽で効果的な方法だ。すぐにクビを宣告されるから、HRチームにこう言うんだ、クビになる納得できる理由を一筆書いてくれない限り、さらに秘密を漏すと。これでさっき言った失業給付が貰える。連中は訴えると脅すだろう。ならその秘密を法廷に持ち込むことになりますがぁ？　と言う。奴らは君をクソ野郎と言う。まあ認める。奴らは君の望み通りにする。かくして君は悠々自適だ。

他人の戦略的秘密をゲットしたいなら、一番直接的なのはハッキングか、潜入か、ロビー活動だ。だがそれはメロドラマ的と言うか、映画のプロットみたいだ。酒でも呑ませてケータイの「緊急」のやつ見せてよとおだてる方が現実世界では上手く行く。ただし、誰か他人の秘密をゲットしようとしている時には、相手もまた君の秘密をゲットしようとしているかもしれないという事実を忘れないように。

内輪の秘密。これはサプライズ・パーティとか、仕事の後のすごくクールな呑みスポットのアドレスとかの秘密だ。知ってる奴はそれ以外の奴らから切り離されている。内輪の秘密は通常はゴシップや社会的ステータスと関係していて、表面上は下らないことに見えても、実際には間接的な力を持つ者たちの間での共通通貨だったりする。内輪の秘密を周旋している連中が周囲にいるなら、それを利用しよう。内輪の秘密を回すシステムは噂やゴシップを流布するのに最適の場所だ。あっと言う間に広まる。それに、他人を利用して秘密の内に何かを膨らませる裏ルートにもなる。

委ねられた秘密。内密に教えられた秘密。例えば弁護士に、「本当にニコルを殺しました」とか打ち明けるような類いのもの。戦略的秘密と同様、委ねられた秘密を洩らしてはならない。どんなに唆《そそ》られようとだ。

公然の秘密。顔に泥を塗られることなく他人に洩らしてもよい秘密。通常、息もつかさず「良いこと教えてあげる」とか「知ってた？」とかいう感じで教えて貰える。これらはほとんど秘密ではなく、クソほどの価値もない。公然の秘密を守るのに余計なエネルギーを費やすな。

潜在的な秘密。かちかち鳴る時限爆弾的な秘密。すべての破壊的な情報は手に入るが、点は繋がっていない、今はまだ。有害な潜在的秘密の中心にいるなら、君にできるのは注意を逸らすくらいのことだ。

TIP：君から情報を引き出そうとしていると睨んでいる人物と会う必要のある時は、不快な場所で会うように手配しろ。椅子のない部屋では、集団は通常の会議室よりも三四％も早く結論を出す。[13] 疑わしい時は、気を引き締めて掛かれ。秘密を知る者は少ないほど良い。

第9章　低い位置の果実

テーブルについて最初の三〇分でカモが解らなきゃ、お前がカモだ。
――マイク・マクダーモット、『ラウンダーズ』

時が過ぎ、新人時代が終わったら、君の行動に関する詮索は自然になくなる。そうなったら攻撃に出ることを考えよう。少し楽しむ時だ。攻めに出て、混乱の種を蒔き、感情的な破壊を引き起こすべき時だ。最初の仕事は、カモを特定し、その弱点を食い物にすること。そのやり方を述べる。

詐称者症候群

多くの人間は、今の会社にはたまたまラッキーで入れたとか、自分は能力的に相応しくないなんてことを気に病んだりしている。実際には能力は優秀、少なくとも平均以上なのに自信がなく、晒し者になることを極端に恐れる。高校の卒業式に出たらパンツ穿くのを忘れてたと気がついた夢みたいな感じだ。こういう輩は自己評価が低く、ゆえに失敗と成功の両方を恐れている。これが「詐称者症候群」。もしもこれに罹ってんじゃないかと疑わしい奴がいたら、まず為すべきことはそいつをどう料理してやろうか決めることだ。その答え次第で、どうやってそいつを晒し者にするかが決まる。

脅威なので排除したい。そいつの前で紙をひらひらさせ、できるだけ多くの人に聞えるように大声で話しかける。台詞はそうだな、「こりゃ一体どういう意味だ？　おまえさんは何者だ、ペテン師なのか？」。これで相手はマゴつき、ナントカ誤魔化そうと取り繕う。同時にまた、将来的にそいつと建設的な人間関係を築くチャンスは完膚なきまでに破壊される。永遠にだ。まあ良いけど。こんな奴は要らないんだから。

こちらの知りたい何かを知っている、あるいは何かやらせたいことがある。まず第一に、相手の誤魔化しは上手く行っているという自信を付けさせる。こんなふうに、「君はいつもこのプレゼンをよくやってくれてるね、ジョーン。なかなかできないことだよ。本当にややこしいやつだからね」。第二に、一筆書き送る。自分も相手と同じように感じている人間だがと前置きして、そんなふうに感じるのは馬鹿げたことだよと優しく諭す。相手はこちらに共感するが、君に対する信頼を失うということはない。こんなふうに言う、「昔の会社では別のプログラムを使っていたもんだから、時々このコマンドで失敗しちゃうんだ。良くないことだと解ってるけど、何となく自分がイカサマ師みたいに感じるよ」。第三に、君のやらせたいことを頼む。「午後のプレゼンまでにこれに目を通して、間違いが無いか確認しといてくれる？」

出世の邪魔にはなるが、味方にしておきたい。仕事に自信を持たせるようなお題目を与える。相手は感謝し、君のことをいい人だと思う。同時に時折オフィスの全員に、何となく彼女の能力に疑いを持っていると仄めかす。「見てくれよ、なかなかのもんだろ？　けど、念のために綿密にチェックしてくれよ。一所懸命やってはくれてるんだがね、時々ジョーンは本当にこのソフトウェアのことをよく知ってるのか疑問に思うことがあるんだ。虚勢を張ってるんじゃないのか、ってね」。これでみんなも彼女に疑問を抱くようになる――心の中で、露見を恐れる――それによって彼女は狼狽し、縮み上がる一方で、君はナイスガイに見える。

牽制したい奴。他人をまごつかせた状態にしておくのは有益だ。情報を制限すると、特定の人は馬鹿で無能みたいに見せることができる。他人の失敗についてカジュアルかつ洞察力たっぷりに、だが面白おかしく、少々の苛だちを込めて話すと、詐称者症候群の患者は自分の失敗もこんなふうに見られているのではないかと恐れる。無邪気な言葉遊びを駆使しろ。誰々の「根拠のない昇進」のようなことや、マイクが実際には「単に運が良かった」だけだというようなことを指摘する。ウインスロップ女史――明らかに年齢を偽っている――に関するジョークで、「今年の彼女の誕生日のために、偽《モック》アップルパイでも作ってやろうや」などと言ってやれ。*「デュークのインチキ野郎」とか、「露見」「バレバレ」「正体」「嘘」「ペテン」「偽物」なんて言葉を鏤《ちりば》めると、痛い横腹を鋭く突っついてやることができる。何にせよ、他人の弱点というのは君にとっては開きっぱなしのチャンスの扉だ。利用しない手はない。

＊　林檎を使わないアップルパイ。Riz のクラッカーなどで作る

虚栄心

自分は詐称者だなんて悩むことのない人は、しばしば自分は世間での評価よりも偉いと密かに思っている。[1] 自分はただ輝くための適切なチャンスがこれまでなかっただけなのだと。だからそいつがどう見られたいかを反映したおべっかは最も効果的。過剰な、あるいは的外れのおべっかはよっぽどの筋金入りの奴じゃないかぎり嘘っぽく見られて、気まずく疑わしく感じる。有効なおべっかの一つは何かものを頼むことで、これは「ベン・フランクリン効果」と呼ばれている。デイル・カーネギーは『人を動かす』で、何かものを頼むのは「巧妙だが効果的なおべっかの形」だと述べている。もうひとつの効果的なおべっかは、人が「私って〇〇だから」と言っているのを肯定してやることだ。それは相手が君に信じさせたいことであり、そう思って欲しいということ。その主張を支持すれば相手は気分が良くなるし、君は気に入られる。相手が何か決断したら、すかさず祝福しろ。

塹壕掘り（バックファイア効果）

バックファイア効果とは、窮地に追い詰められた確証バイアスのこと。何らかの感情が込もっていたり深く根付いたりしている信念であればあるほど、人はそれに頑固にしがみつく。驚くべきことに、矛盾する証拠があればあるほど元来の信念は強くなる。そんなのは狂信的な異端者や陰謀論、インチキ宗教、政府による隠蔽、エリア54みたいに逝っちゃってる世界の話だと思うかも知れないが、もっと世俗的なことでもこれが起こるのだ。たとえばオバマが出生証明書を出したがゆえに、一部の者はますます一層彼がケニア生まれだと強く信ずるようになった。キチガイ沙汰だ。だがもう一度原点に立ち返ろう。何度も述べているように、認知バイアスと信念によって人はおかしな盲目状態になる。そういう時こそそいつを食い物にしてやる絶好の機会。君にとって好都合な誤った信念を吹き込み、夢中にさせろ。そうすればそいつは何があってもそれにしがみつく。トチ狂わせろ。そいつは空が緑だと誓うだろう。これは唖然とするほど効果的だ。誰かの邪魔をしたいなら、まずは対象を一方の極に偏向させておいてから、ストレスの多い状況下で正反対のデータを与える。ターゲットは堪らず塹壕を掘り始め、すぐさま立て籠もってしまうだろう。このバックファイア効果は偏向を掻立てる良い方法だ。だが注意しておくが、一旦塹壕に籠ってしまうと、どんなに合理的な手段を使おうが、元に戻すのはほとんど不可能。ご利用は計画的に。

逆に言うと、君自身は自分が何らかの非合理な信念を守っていないか常に気を付け、常にオープンな精神でいること。そうすれば常に優位に立てる。

聡明な連中と認められている人たちの大多数のみならず、実際にも非常に聡明で、科学・数学・哲学上のどんな難しい理論でも理解できる人々でも、ある事柄について、せっかく自分たちが粒々辛苦の挙げ句に創り上げてそれを誇りにもし、人にも教え、それによって自己の全生活を築いてきた見解、この見解を偽物かも知れぬと認めざるを得なくなるような真理にぶつかると、たとえそれがどんな簡単明瞭な真理でもそれを理解しうるのはごく稀だ、ということは私も承知している。

――レフ・トルストイ、『芸術とは何か』

損をさせろ

行動経済学の研究によれば、人間は勝つことを好むよりも、損をすることを遥かに嫌う。[2]「損失回避」だ。損失は全く気分を悪くする。誰かのバランスを崩したいなら、密かにそいつのプロジェクトが失敗するように仕向けよう。インサイダー取引の逆だ。重要な情報を隠せ。ミスリードしろ。言い逃れしろ。疑念を吹き込め。

危機を生み出せ

同様に、君自身のプロジェクトが失敗に終わりそうなら、座して待つな。むしろ大袈裟に騒ぎ立てろ。それが実際よりも遥かに酷い大災害であるかのように見えるようにしろ。人はパニックを起こし、君の立場はますます悪くなる――当初は。だが実際に失敗が起こると、全然たいしたことなくてみんな一安心する。あたかも君が「土壇場で窮地を救ってくれた」とすら感じるかもしれない。

これはまさに、「空が落ちてくる！」と騒ぎまくったチキン・リトルがやっていたことだ。その危機さえ乗り切ればあとは何であれ安心して迎えられる。

恐怖を煽れ

より鮮明で最近の記憶であればあるほど、その記憶はリスクと関連して受け取られる。これは**可用性バイアス**と呼ばれている。例えば、今よりも9・11の直後の方が人々はビルに突っ込む飛行機を恐れていた。(3) 悪い結果に対する恐怖を増大させる良い方法は、重要な、あるいは最近の酷い事例を思い出させることだ。そうすればみんな神経質になる。そして神経質になれば、弱りもするしミスもし易くなる。「まあ、この前のあれがどうなったか憶えてるだろうな」みたいな単純なセリフでも、人の自信を崩し、君が場を仕切れる。

一九二〇年代、精神科医ジョン・B・ワトソンはとある実験を行なったが、それは今なら児童虐待で刑務所にぶち込まれかねないものだった。だから彼が当時それをやれたのは科学にとっては良いことだった。ワトソンは「リトル・アルバート」という赤ん坊を被験体として、こいつがカワイイぬいぐるみで遊ぶと、すかさずポットや鍋をガンガン叩きまくった。これによってアルバートは首尾良く、全てのカワイイぬいぐるみを怖がるようになった。というわけで、誰かに何かをやらせたくないと思ったら、心理学的にそれを何か不快なものと関連づけてしまうという妙法がある。

説教壇を使え

公衆の面前で話すことを恐れるというのは最も一般的な恐怖症だ。(4) 可能とあらばすかさず部下をみんなの前に立たせてプレゼンをさせろ。彼らはそれを嫌い、恐れる。それによって彼らは君のことを考えるよりも自分自身の不安にフォーカスする。またプレゼンをする時には聴衆を不安に陥れるために沈黙を活用するというテクもある。そこに立って咳払いはするが、五秒から一〇秒の間、何も言わない。みんなが君に対して不安感を持つ。そしたら「いや、何でもありません」と言って話し始める。その後に何を言うかはどうでも良い。

他の状況でも沈黙は強力なツールとなる。沈黙は人を不快にさせるからだ。警官と法廷弁護士も長い沈黙を使う。その場の重い空気に居たたまれなくなった容疑者に秘密をぶちまけさせる作戦だ。夫婦間でも怒ったら沈黙する。相手に口を割らせる良い方法は、自分について語ってくださいと頼んで、聞き役に回ることだ。すると二つのことが起こる。(1) 幾分かの強制はいるとしても、将来役に立つかもしれないことを知ることができる。(2) 君が興味を持ってくれていると思って、相手が君のことを気に入る。

公の場で自滅させろ

無能な人間は「自分のスキルの無さに気づけず、自分の能力を過大評価し、そして他者の才能を認識できない」。[5] まさにジミーがこれ。奴は左の二つ向こうの席にいて、胴間声で、dの発音がきつい。ファックな電話の度に勝ち誇って喚くもんだから、こいつは何であれ何ひとつ解ってないという事実を嫌でも突きつけられる。やたら傲慢で目障りな野郎だ。フロントローダー（前から入れるタイプの洗濯機、もしくは重機）に叩き込んでやりたいと夢想する。だがちょっと待て。これは君こそリラックスすべき完璧なシナリオだ。黙らせるんじゃなくてそのド厚かましさをむしろ奨励しろ。そのミスが丸出しでも放置して、その最悪のアイデアを実現に向けて邁進させろ。簡単に言えば、古い諺のとおり、「墓穴を掘らせろ」。

群れの力を利用せよ

ルールというものの核心は、「誰か他人の安寧と心の平安のために作られた」[6] ものだってことを君は理解しているが、ほとんどの人間はこの事実を認識していない。彼らはルールを現実のものとして受け入れている。ガードレールや跳ね橋みたいな現実のモノとしてだ。そして「ルールはルールだ」という空虚なトートロジーに何らかの意味があると信じている。だからルール違反に対して処罰するというのは、ルールをルールたらしめる上で意味がある。だがルールの遵守を受け入れる心理は単なる服従ではない。多数派に自分を合わせて現状を維持しようとする人間の核となる欲望と関係しているのだ。研究によれば、七六％の人間は愚かだと思われないために、その集団の満場一致の（そして経験上、明白に誤っている）決定にも従うという。たとえ自分がこの群れの出している答えは明らかに間違っていると思っていたとしてもだ。[7] この社会的コンセンサスの力を利用しろ。誰もがそれに合わせたいと願っている。

現状維持。現状維持バイアスというのは「ものぐさ」の美名だ。行動経済学者リチャード・セイラー曰く、「ものぐさの力を侮ってはならない」[8]。人間はものぐさゆえに、恐ろしい人間関係や行き詰まった仕事にもしがみつく。君にとっての朗報は、人間はこれまでいつもやって来たことをやっている時には何に対してもあまり注意を払わないということだ。連中は油断している。詮索しない。君にとっては隠れてこそできる範囲が広くなる。夢遊病みたいな行動をやらせておきたいなら、何も変えるな。

逆に誰かを煽ったり、君の企みから注意を逸らしたいなら、奴らのものぐさをひっくり返せ。これはいとも簡単にできる。駐車場に新たなルールを作れ。ネットワーク・オペレーティング・システムを変えろ。新しくて強制的でややこしいソフトウェアを導入しろ。休憩室を別の階に移せ。苛立った人間というものは、その苛立ちの原因が君が変えた馬鹿げた事柄ではなく、変化そのものにあるということに気づかない。

これに関することを、セイラーは**選択設計**と呼んでいる。これは人間は最も容易で直接的だと感じたものを選択するという単純な意味で、だから選択肢の提示の仕方がその選択に影響を及ぼす。「A」という選択をさせたくない時には、その前に障害物を置くと良い。例えば「A」にアクセスを試みる度に胸糞の悪くなる複雑なパスワードの入力を要求する、といった単純なものでいい。逆に、相手に選ばせたいものは容易で直接的に見えるようにする。たとえそれが実際には彼らにとって不利な選択であろうともだ。

真実の告白

「人は法と習慣、社会とヒエラルキーの影に隠れる。奴らは臆病者の群れだからだ」

――ジュディス・スモーリー、バーテンダー、コロラド州デンヴァー

虐め

これは君がコントロール出来ない相手に対する最初の行動の選択肢であってはならない。何しろ非倫理的かつあからさまな方法であり、その結果も絶対確実ではないからだ。とは言うものの、もしも正真正銘、絶体絶命のピンチに追い込まれたなら、この統計を思い出せ。「職場で虐めに遭った人間の少なくとも二五%は仕事を辞める」[9]。虐めは最後の手段として取っておこう。

カネは語るんじゃない、毒突くんだ*

人間に何かを理解させるのは難しい、それを理解していない度合いに従って彼の給料が出る場合は。

――アプトン・シンクレア、『我、知事候補、いかに敗北したか』(10)

こいつは面白い。誰かを木の上から振り落としたいと思えば、同僚がそいつよりどれほど多く稼いでいるかを調べ、そして稼ぎの少ない奴にその事実を教えてやると良い。忽ちそいつは深く動揺し激怒するだろう。フランス・ドゥ・ヴァールによる猿に対する不公正な報酬に関する有名な研究は、その良い事例だ（ここで見られる：https://www.youtube.com/watch?v=meiU6TxysCg）。これによって部署全体が騒ぎになるが、誰一人としてこの厄介事を君の所為にする者はいない。何故なら彼らの憤怒は後から刺しに来る汚い上司に向けられるからだ。

弱者を特定して利用する方法はいろいろある。君自身に注目を集めることがない限りにおいて、隙あらば不安と自滅を煽ってやれ。まずは簡単な方法から始めよう。良い練習になる。なにしろ何ごとも練習だしね。

＊　カネの影響力は大人しいものではないということ

第10章　味方

サミュエル・ストート：エンセイカって何だ、アーサー？
トゥ・ボブ：他の野郎を全員ファッキンヘイトしてる野郎だ。
アーサー・バーンズ：こいつの言う通りだ、サミュエル、厭世家は人類をヘイトしてる奴だ。
サミュエル・ストート：そりゃ俺等のことか、エンセイカってのは？
アーサー・バーンズ：全然違うね。俺たちゃ家族だ。
——ニック・ケイヴ、『プロポジション　〜血の誓約〜』

君は企業に潜り込んで、割りと上手くやっている。君の仕事と成功への階段は確保された。本性を隠すのに遠大な時間を費やした。だが時には、君のサイコパス的な傾向が人気を呼ぶこともある。本章は短い、というのは、まあ正直、君は「世間並の」人間になることはないからだ。そうは言っても、ここでは味方を作るための良い方法を幾つか紹介する。というのも時にはそれが必要となることもあるからだ。

世の中には敢えて自分が火の粉を被り、後ろに付いてくる人間に戦利品を残すという覚悟を決めた人間がいる。一方チキンなクソ野郎はそういう人間を風よけとして使う。君の本来の性質の多くは上司にとっては危険で、無責任で、脅威と感じられるかもしれないが、同僚たちにとってはワクワクする避難所となって人望を集められるかもしれない。これは暴力団のボスや腐敗した政治家みたいな連中にはよく知られている深遠な真実だ。つまり「漏出効果」。[1] これは有益で楽しいものにもなる。

著述家のジェリー・ユーズアムは「クソ野郎が引き合うわけ」という記事でこう述べている。「世間の［悪人］と共に過ごすと、あなたは自分には持つ権利のないものを手に入れる……彼らが周囲にいると、人生はより大きな、華々しいものとなる――少しの間、世界を足下に置いたかのように」。[2] ここでは君は羽目を外せる。人間は時に「ワクワクするものや危険な暴力を欲する。それを提供できるのはサイコパスだ」[3]――まあ、自分がその結果から守られていて、かつ戦利品の分け前つまり「漏出」に与れるなら、という条件付きだが。誰もがウルフ・オブ・ウォールストリートを愛していたのだ、彼が自分にカネをくれる限りは。みんなに必要経費を水増しするように奨励しろ。そして何か都合の悪いことが明るみに出たら、君が避難所を提供する。君なら平気で「心配するな。俺が何とかする」という台詞も口にできるが、通常はめったに聞けるものではない。こんなのを聞かされたら、どんなに引っ込み思案で神経質な奴らも、御法度なスリルにひとつ参加してみようかとなる。一方君は同時に連中の恐怖を緩和してやる。そんなことができるのも、君が嘘八百を言いながらクールでいられるという稀有な能力を持っているからだ。社交上の不安や露見の恐怖、共感、後悔、罪悪感などに邪魔されることのない君は、自分のチームに興奮と保護と漏出効果を与えることができる。連中が自力では恐くてとてもできないことだ。これこそ、代償性のスリルを通じて仲間を作る方法。悪人と友達になりたがる奴というのはいるもんだ。そして君が、いざとなればそいつらを平然と犬にくれてやるという事実など考えもしない。漏出は腐敗の陽気な従兄弟みたいなもんだ。必要な権力は少なくて構わないし、必ずしも違法と言うわけでもないし、しかも惚れ惚れするほど醜悪ときている。

彼はワクワクする男だった。本当に優しかった。私をみんなに紹介してくれた。みんなが彼に優しくしたがった。そして彼はそれをどうすれば良いかを知っていた。

——カレン、『グッド・フェローズ』

もうひとつの実例。カーターはとある映画の制作に携わっていたが、全ての経費を決済しているプロダクション・マネージャーはあり得ないほどケチで鼻持ちならない奴だった。カーターは一二基の照明を要求したが、プロダクション・マネージャーは六基分しかカネを出さないという。そこでカーターは自分のクルーに言った、「あのクソババアにはケツ穴税を支払せてやる」。撮影後、彼は手下に幾つかの照明を破壊させた。その損害額は元々の、一二基の照明のレンタル代と同額だった。これによってカーターはみんなに憎まれていたプロダクション・マネージャーに一泡吹かせたとしてヒーローとなった。彼女は激怒したが、証拠は何もない。それからというもの、撮影が終わるまでカーターは他のみんなからすごく親切にしてもらった。

TIP：何か苦境に立たされて、嘘で切り抜けることもできない時には、とにかく行動を慎め。状況を陳腐化し、自分の役割を過少申告しろ。そして忘れるな、いつだってこう言ってやればいいんだ、「ただの冗談さ」。

君のサイコパス的な強靱さで演じるべき人気キャラを幾つかご紹介。

ジャッカス。ジョン・ノックスヴィルが激怒した雄牛に金玉突撃されるのを見物するのは最高の代理的スリルだ。何故か？　そんな状況で奴はファックに笑ってるからだ。他の人間なら怖がってできないようなことを君がやって、しかも楽しんでるなら、君にはいつだってファンがつく。

フィクサー。腐敗した、あるいは戦争で荒廃した場所にいて、他人や記者や補給やその他何であれ、危険な場所や困難な状況に入れたり出したりする人間がフィクサーだ。君の怖いもの知らずとプレッシャー下での冷静さを活用して他人を守ってやれるなら、彼らは君を畏敬する。誰もがフィクサーに感謝する。

ワイズアス。一部の人間が楽しんでいるもうひとつの代理的スリルは、そいつらが頭の中で考えているが、無礼すぎて自分ではとても言えないようなことを君が平然という時だ。まず君が無礼になれば、他の者もそれに続くことができる。君は砕氷船だ。君が愉快な人間なら、ワイズアスであっても角が立たない。

ありゃ歯医者が転がしてる類いのポルシェだ。
——スティーヴ・ジョブズ、アップルの駐車場のローエンドのポルシェを見て。(4)

憶えとけ——人はしばしば、自分が危険に陥らない限り、違反や戦利品に惹かれるものだ。

真実の告白

「だいたいな、言ってしまえば、俺の良心はフレキシブルだ」
——モーゼス・チェインバーズ、ミュージシャン、カリフォルニア州ロサンゼルス

肩書きと賞を作れ

ワルを演ずる気にならない人は、それはそれで他人を操って好意を得る簡単な方法は他にもある。権力の座に就いたら、肩書きと賞を乱発しろ。ほとんどカネを掛けずに人に幸福と自尊心を与える方法だ。しかもそれで君は好かれる。マイケル・コーダ曰く、「企業は男女の持つ自然な自己発展の傾向を奨励することに興味を持っている。象徴的な賞という手段を使うとしても」(5)。会社の遠足。メダルと賞品。金時計。花環（別名大人のための参加賞）。絶えずタイトルがインフレを起こすのも、この自己発展の着実な欲望の症状だ。安価で効果的な、心理的「パンとサーカス」だ。使わない手はない。

五〇年代、企業は大量にVPという肩書きをばらまき始めた。今日日の映画のスクロールを見れば、二〇人近いプロデューサーがクレジットされている。昔はそんなの一人だった。五〇年前、ウルトラスリムなスーパーモデルであるトゥイッギーは八号サイズを着ていた。同じサイズが今じゃダブル・ゼロと呼ばれている。一九六〇年代のマリリン・モンローのサイズ一二号は、今じゃ六号だろう(6)。人間がどんどん太くなると、服屋はサイズを大きくする。だからみんな自分のサイズに満足してられるって寸法だ。事実に対する感覚は着実に進んでいき、そして人間はそれに弱い。連中のエゴを煽《おだ》て、弱みを突いて利用しろ。

第11章　プレッシャー

謝るな、弁解するな。やり遂げて、喚かせておけ。
——ベンジャミン・ジャウエット

さて、他愛ない連中をお手軽に処理したら、次にはもっと頭の痛い問題が待ち構えている。どんな仕事であれ、真面目な連中は必ず、君にプレッシャーを掛けてくる。まあ、誉められてると思えば良い。

攻撃への対処

みんな君に馴染んだ。君も自分のすべきことを理解している。これまで、愛想の良いヴァニラ・キャラに徹することに心血を注いできた。オフィスのみんなの仕事のスタイルも見定めた。日常の諍いにも鼻歌交じりで対処できるようになった。認知的不協和を最小化し、情報をコントロールし、表出的統制をもって自らを提示する方法も解った。そしてそれは上手く行ってる。そりゃ何回かはしくじりもしたさ。ちょっとしたペテン。一度や二度の贈収賄。お手の物だ。メールが何通か行方不明になった。ジャンセン女史のなくした指輪をポッケにナイナイした……だが、君は全然気にもしていない。このことは弱点となりうる。

君はオフィス文化に絡め取られて経歴を作っている。それはいかんともし難い。苛立たしいが、操作を成功させるためには長期的視野に立ち、特に計画に注意を払わねばならない。君は生まれつきの計画家ではないが、必ず計画を立てておかねばならないのは、バレた時にどうするかだ。遅かれ早かれ、誰かが何かに気づく。可能性は二つだ。一つ、誰かが君のやった後ろ暗いことを見つけ出す。二つ、君が何かを隠しているという感覚が募る。必ずしも君がサイコパスである事実を隠していることが露見するわけではないが、この二つの問題はいずれも、偽りのヴァニラ・キャラを作るよりもヘヴィな防御を必要とする。

てめーは歩き方からして普通の人間とは違う。氷の上のファックなトカゲみてえに滑って歩きやがる……ファッキンキモ過ぎる、ありえねえ。

――ジェイムズ・ドークス、『デクスター』

真の人格。映画脚本家志望者向けの自己啓発セミナーのグルであるロバート・マッキー曰く、「真の人格は、人間がプレッシャー下に置かれた時の選択に現れる――プレッシャーが強いほど、その露見は深く、選択はその人格の本質に近くなる」[1]。もし誰かが君を締め上げたら、ヴァニラ・キャラを手放すべき時だ。今はそれは役に立たない。切羽詰まっちまった時のために、ボスに開陳する英雄的な過去話を用意しとけ。今必要なのはちょっと派手で、ちょっと複雑なキャラ、見つかったばかりの悪事を赦して貰えるキャラだ。

嬉しいことに、人間はある種の人格的な弱さに騙されやすい。致命的な傷が好きなんだ。(2) 贖罪の物語と脆弱さの物語が好きなんだ。

大統領候補のベン・カーソンは若い頃、家族の一人の腹を刺したが、後に生き方を変えて神の恩寵と贖罪を求めるようになった、と告白したら、支持率が爆上げした。ナイスな筋書きだ。もちろん、求めたのも刺したのも（ベルトのバックルのお陰で未遂に終わったらしい）確証はない。だがこの物語を聞いた人々は、彼を思い遣りのある人だと感じた……それにカッコいい奴だと。人間はこういうクソが大好物なんだ。この場合、ベンは文字通り罪、それと神による贖罪のシナリオで特に福音派を喜ばせた。だが何もこんなのを奨めているわけじゃない。これは単に、自分の弱さを認める物語にそれを克服しようとする努力の話を絡めると、人間の寛大にして鷹揚な感情を引き出すことができるという事実を示す実例として挙げただけだ。

贖罪の人生の物語をでっち上げろ。作り話で良いんだ。ただ、君が一番トラブルに陥りやすいものに関係した話でなくてはならない。そして本当に追い詰められてどうしようもないという時まで絶対に秘密にしておけ。共感の物語は、初めて語られた時に最大の力を発揮する。その鍵となる要素は恥辱だ。その驚くべき、言葉にならない事例はヴィクトリア朝イングランドの話だ。貧しい女たちは健康な赤ん坊を借りて物乞いに連れ回していた。母親はタダで子守をして貰えるし、乞食女は持ち歩くための愛らしい小道具が手に入る。そこに「明白な」贖罪の物語を付けてやる。「あたくしめはこれ以上もなく見下げ果てた女でございます、この子は哀れな父なし子、されどどれほど悪事を働きましょうと、この無辜の小羊を養うためには手段は選びませぬ。御覧下さいませ、あたくしめに比べて、何とまるまるとしておることでしょう。どうかこの子に一シリングお恵みください」。

贖罪の物語なんてあまりにも嘘くさくてとても大真面目に語ってられないというなら、疑わしい行動を誤魔化すための話は他にもある。君自身をこれまでの人生で途轍もない逆境に這いつくばってきた弱者だと主張するのだ（例えば何とか大学に潜り込むために大変な仕事をしなければならなかったとか）、あるいは失敗はしたけれど貴重な教訓を得たという話をする（例えば私はレジから小銭をくすねました、そしてそれからは二度とやってないのにも関わらず時々その時の恐怖に襲われるのです、とか）。自分の過去を質問者にも共感できるような形で話すことによって他人と繋がるという手もある（フットボールのチームにいた時……ほら、フットボールな……ビールに女の子に……ね？）。それ以外にもオプションはいくらでもある。実際、心温まる映画のプロットの背後にあるストーリーラインはたいていこのトリックを使っている。弱さを曝け出せば、本来よりも遥かに軽い罰で済むことが多い。

もしこれらの戦略が上手くいかなければ、いつでも完全黙秘に持ち込めば良い。ただひたすら黙って、攻撃材料を与えない。疑わしい時は誰にも何も言うな。

ウンコ議論《ブルシット》

ウンコ議論とは「真実への配慮との関連が欠如した」言説である、とは哲学者ハリー・G・フランクファートの言[3]。その通り。嘘とは違うウンコ議論は、騙したり、言い負かしたり、立証したりする必要なく何かから逃げる方法だ。その目的は単にできるだけ速く、最小のダメージで、言質を取られることなく何かをやり過ごすこと。ウンコ議論は「知りもしないことについて発言せざるを得ぬ状況に置かれた時には避けがたいものである」。フランクファートによれば、それゆえに人々は「嘘よりはウンコ議論や屁理屈の方に寛容である。これは人々が全社を個人的な侮辱として受け取るからかも知れない」。彼は炯眼にも、エリック・アンブラーの『ダーティ・ストーリー』を引用している、「ウンコ議論で押し通せるときには絶対に嘘をつくな」。これはプレッシャー下にある時には有効な助言だ。

聡明さで圧倒できないなら、ウンコ議論で当惑させろ。

——W・C・フィールズ

空虚な言辞はウンコ議論の単純な形。全く何の意味も無いことを言うこと。例えばよく返事として使われる「そらそうよ」。どんな状況にも当て嵌まるような漠然とした言葉を使え、それもみんなが既に信じつつあることに合わせて。これはバイアスを利用する大チャンスだ。ヘンリーが矛盾した売上報告を持って入ってきて、「ジャンクス・モデルを生産ラインから切り離す必要があるかな？」とか聞いてきたら、こう答える、「今年は君にとってすごい年になるな、ヘンリー」（楽観性バイアス）。それから彼の肩を叩いて、電話をチェックして、そそくさと退場。

星占いは慰安的で空虚な言辞が信念を煽る良い事例だ。星占いを書く連中みたいに喋る練習をすると、君のウンコ議論能力は向上する。星占いの予言は、具体的な詳細で絵を曇らせることなく実に巧みにバイアスをサポートするように書かれている。あれは訴求力があってほとんど内容のない文章を書くための素晴らしい手引書だ。誰もがそれを半分くらいは信じている。何故ならそこには誰もが自分に関して信じたいことの骨子が含まれているからだ。空虚な言辞は知らない答えをさっさと片付けてしまう一つの方法だ。常にポジティヴにいこう。マジック・エイト・ボールは過去七〇年間にわたって愛されてきた玩具だ。その答えは曖昧だが、訴求力がある。この息の長い人気はエイト・ボールにはポジティヴな答えが一〇個含まれているのに対して、当たり障りのないのとネガティヴなのがそれぞれ五個ずつ、という事実の所為かもしれない。

ナンセンスもまたひとつの方法だ。

君はただ、誰にも理解できないことを言うだけでいい。そうすれば彼らは事実上、君が望むことを何でもやってくれる。

――J・D・サリンジャー、『ライ麦畑でつかまえて』

世の中にはありとあらゆるナンセンスがある。難解で勿体ぶった言葉の扱いに長けているなら、目下の仕事を終えるために必要な、実際にはあり得ないのに何やら恐ろしく複雑に聞える手順を滔々と語ることができる。「職業用語によるナンセンス」と呼んでも良い。これは実に効果的だ、特にそれをめちゃめちゃ絶妙に、イラっとくるようなものに見せかけることができるのなら。仕事が終わらなくてプレッシャーを感じているなら、マネージャーにその理由をお見せしますよと言え。「今使ってるオシロレータが歪曲してて、だから各インダクション・ワイヤを全部、一本一本リキャブレートしていかないと、続きができないんですわ……ちょっと地下まで来て貰えませんか、お見せできますから。そこの鼠は昨日、全滅させたと思いますよ」。これは空虚な言辞の典型だが、でっち上げの細目がてんこ盛りされている。

言葉のサラダもまた良くあるナンセンスの一種。元来は統合失調症患者が時折話す、要領を得ないナンセンスな話を表す言葉だったが、今では単なるウンコ議論の意味で使われている。言葉のサラダは君の描いている自己像を危険に曝すことなく、難しい質問をしてくる相手をあしらうために戦略的に用いることができる。質問に含まれる写実的でカラフルな言葉を幾つか選び、そこに何故《ビコ》なら《ーズ》とかそれ故《ゼアフォー》にとかそれに応じて《イン・レスポンス》とかのパワーワードを追加する。その結果、よく解らないが答えらしきものができる。しかもあからさまな嘘八百を言ったという事実に対する責任を負わされることもない。

その実例として、選挙運動中のドナルド・トランプの演説を挙げておこう。ちょっと長いけど、すごいから。

ほれ、核所有な――私の伯父は偉大な教授で、科学者で、エンジニアだった。MITのジョン・トランプ博士な。良い遺伝子、実によい遺伝子だ。OK、めちゃ賢い。ウォートン・スクール・オブ・ファイナンスな。すごく優秀。すごい賢い――知ってるな、もし君が保守的な共和党員なら、もし俺がリベラルなら、もし、ほれ、OK、もし俺がリベラルな民主党員としてやってたなら、奴らは俺のこと世界のどこでも一番賢い人間の一人と言ってただろうよ――間違いなくだ！――だが君が保守的な共和党員なら、奴らはあれ――ああ、奴らのするのは批判――だから俺はいつも先手だ。ウォートンに行って、優秀な学生で、そこに行って、そこに行ってだ、これをやった、財産を築いた――解るな、俺はいつだって信任状みたいのを出さねばならん、われわれはちょっと不利だから――だが、ああ核取引だったな、実に頭の痛い問題だ――それはもっと簡単になってただろうし、これらの生命ほど重要でもない（核は強力だ。私の伯父はそれを私にもう遠い遠い昔に説明した。その力、そして三五年前だったが、彼は起ろうとしていることの力を説明しただろう、そして彼は正しかった――誰が考えただろう？）、だが、君が四人の捕虜に起きていることを見る時――今は、前まで三人だったが、今は四人なのだ――だが三人だった時も今も、要はメッセンジャーなのだ、奴らは。それで奴らなのだ、何故なら、知っての通り、奴らは、奴らはまだ、女が今のところ男より賢いと考えてない、だからな、知っての通り、あと一五〇年はかかるだろう――だがペルシア人は交渉が上手い、イラン人は交渉が上手い、だからそれで彼らは、彼らはちょうど殺された。彼らはちょうどわれわれを殺した。[4]

質問者は納得はしないだろうが狼狽えはするだろう。正しくは勝利ではないが時間は稼げた。言葉のサラダのもっと強力な使い方は、言説の意味をひっくり返したり、言われた言葉を単に言い換えて質問することだ。例えば――

「這いつくばって生きるよりも、立って死ぬ方がましだ……」
「しかし君はそれを逆さまに受けとっとるんじゃないですかな。這いつくばって死ぬよりも、立って生きる方がまし、ですじゃ。諺はその方が正しいんですじゃ」

――ジョーゼフ・ヘラー『キャッチ＝22』

これはどちらかと言うと、肉入りの「意味のサラダ」だ。これをやると相手は驚き、混乱し、考え込んでしまうかもしれない。アドバンテージはサイコパスにある。

狡猾に身を躱す。予測不能のパターンとフィードバックの欠如は、人間のコントロール感を崩壊させるよい方法だ。だから何かをする際にその本当の理由は誰にも言ってはならない、言うのが有益な時は別だが。[5] フレーズを歪曲して、どんなに正鵠を射た質問も逸らしてしまえ。ハッタリを使え。質問を質問で返せ。漠然とした「ブラックホール的な」質問をしろ、例えば「何もしないと何がいけないのか？」とか、「もう一度説明してもらえる？」とか。昔から良く言う、「ジャックがジルについて語る内容は、ジルのことよりもむしろジャックのことを多く語っている」の原理を相手に直接ぶつけろ。常に誤魔化すことを忘れるな。動機と感情を誤魔化せ。

ＴＩＰ：認知的不協和のところで触れたように、人間は物事が意味を成さないとバランスを崩す。質問で攻撃してくる相手に、「言語的不協和」で反撃して、君のアドバンテージとせよ。誰かが君の仮面を剥ごうとしてきたら訳の解らないメタファーを投げつけろ。君の本当の意図を推し量り、混乱を鎮めるのに要する時間——言ってることは良く解る気がするのに、全然意味を成さないから——は、敵を躓かせる。気さくな微笑と共に、次のような意味不明の諺モドキを言ってやれ、「まさに覆水盆に蛙の子だねー」「貰うは一時の恥、与えるは一生の恥と言うよ」。

曖昧に言い逃れし、勝手に造語し、矛盾することを言え。楽しい話をしたという印象を残しつつ、話の中身はゼロのままにしろ。

『モダン・ドランカード』には、あらゆる困難な状況においてひらりひらりと身を躱すのに有効な、上手な介入の仕方が書いてある。曰く、「全ての内なる力を集め、甘々の、聞き分けの良い微笑を顔面に貼り付けろ」、そうすれば疑わしい行動に好意的な光を当てられる。「『フランク、君が安ウォッカを一瓶まるまる呑み干すのを見たんだけど！』」。『それしか買えなかったんだ。まさか君は、何かの輸入ブランドに給料全部注ぎ込ませたいわけじゃないよね』(6)。

曖昧な言葉。このタイプの誤魔化しは、ともかく何か返事をしなくてはならないが、確定的なことは何を言ってもマズいという場合に有効だ。曖昧で当たり障りのないことを言いつつ、質問の流れを変えてしまう。「タップ・ダンシング」とも呼ばれる方法だ。クリントン大統領は大陪審の証言で、およそ曖昧な答えの中でも最もよく知られているものを出した。「それは is という言葉の意味いかんに懸っています」。実に洗練されたウンコ議論だね。

嘘

［政治家は］決して不真実表示の域を脱しない。しかも現にことさら恩着せがましく論証し、論議し、論争しているのだ。その率直な、恐れを知らぬ所説、その見事な無責任、あらゆる証明に対するその健康な、自然な侮蔑を有する真の嘘つきの気質とは何たる違いであろう！

――オスカー・ワイルド、『嘘の衰退』

嘘は遍く行なわれている行為だ。オリヴァー・ジェイムズによれば、五つのコミュニケーションの内の一つにはたわいない嘘が含まれている。「多くの嘘は他者の感情を守るために吐かれるが、一部はわれわれの利益を増大させるのに必要かつ健康的な欺きである」[7]。たわいのない嘘は自由に吐けばいいけど、それは今ここで論議しているものではない。ここで論じるのはそれ以外の三種類の嘘だ。『交渉に使えるCIA流　嘘を見抜くテクニック』の元ネタ提供者である元CIA尋問官らが言うところの、宣誓文の誓いの中の「真実を述べること」がカバーする嘘（あからさまな嘘）、「真実を全て述べること」がカバーする嘘（暗黙の嘘）、「真実だけをのべること」がカバーする嘘（影響の嘘）の三つだ。*

暗黙の嘘というのは、おそらく事実ではないことを断言せずに、省略と誤魔化しを用いて誤った印象を創り出すもの。われらが賢人ゴッフマンは、何か訊かれた時には「その質問に完全に答えているように見せかけなさい、正しいように見えるが、その実、実際には何も明かしていないような言葉を使って」(8)と言っておられる。ウンコ議論と同様、ド厚かましいほどあからさまな嘘だと証明しうる嘘より、暗黙の嘘の方が非難される度合いは低い。ポイントは、嘘の情報を与えること無しに目下の状況に関する他者の認識を変えること。これこそが暗黙の嘘の眼目だ。とはいえ、それは言うは易く行うは難しなんだなあ。だからサイコパスたる君はもう直接、あからさまでド厚かましい嘘で行っちゃえ。人間はこう言う類いの鉄面皮な嘘を吐かれるなんて思ってもいない。何故ならヘタすれば現行犯で捕まりかねないからだ。それを考えるとほとんどの人間は敢えてやろうとは思わない。

あからさまな嘘は断定的で影響力があるが、危険でもある。何せ真実でないこと、起こってもいないこと、その場に居なかったことを主張するわけだから。問題は、もしも露見すれば悲惨な結果になるということ。この種の嘘は人を激怒させる。だが目下の状況は嘘でも吐かなきゃやってられないと思うなら、ひとつ吐いてみることだ。それが原因でクビになるかも知れないけど、少なくとも今日すぐってわけじゃない。途方もない嘘ほど疑われにくいということを忘れるな。何故なら他人は、君みたいな人が本当にそんな大ボラを吹くなんて信じられないからだ。だから全く根も葉もない嘘をつかなきゃならない時には、大嘘八百で行け。

影響の嘘は、答える際に自分をより大きくポジティヴな存在として語るもの。例えば「クッキー盗ったかどうかなんて訊く方がそもそもおかしいでしょ、ガールスカウト隊長のこのあたしに向かってさ!」。CIAの専門家によれば影響の嘘は極めて効果的だ。だから駆使しろ。ちょっと信じられないという態度でキッパリと言え、「そんなこと絶対しませんよ……不正行為じゃないですか」。プロの嘘発見官なら何か臭いと嗅ぎ付けるが、ほとんどの一般人は君の正直で倫理的なキャラの重みに天秤を傾けてしまう。

どんな嘘であれそれが必要だと判断したら、上手くやれ。このCIAのエキスパートたちは嘘を見抜く方法を公開しているが、それは君にとってはより上手く嘘をつくヒントになる。まあ本人たちは顔を真っ赤にして否定するだろうが。だからここではパラフレーズと転覆を同時にやってみよう。まず第一に、人間は明白な嘘をつくことに抵抗を覚える。「やったのか?」と訊かれれば、人はストレートに「ノー」と口にするのを避けようとする。だがサイコパスたる君はそんな葛藤とは無縁だ。だからそれを君のアドバンテージとして利用せよ。ともかくやれ。躊躇うな。ノーと言え。「誰に対しても何もしていないというわけではない」とか「基本的には」とか「完璧な公正を期す

＊　法廷で証人が証言台に立つときに求められる宣誓。「真実を述べること、真実を全て述べること、真実だけを述べることを神掛けて厳粛に誓います」というもの。

なら」というような、否定をソフトにする修飾語を使おうとするな。取留めのない、長ったらしい答え方をするな。質問を繰り返すな、時間稼ぎと思われる。沈黙を守るな。「いやー、良い質問ですね」みたいな答えになってない答えを言うな。「お前は警察か？」みたいに質問者を攻めるな。「四月一四日の午後五時三六分にはあのセブンイレブンにはいませんでした」みたいに詳しすぎる話をするな。突然馬鹿丁寧になるな。いつもは「知るか」とか言ってるのにイキナリ「滅相もございません」などと言うな。「キリスト様に誓って」みたいな戯れ言を言うな。憤慨するな。質問の意味が解らないふりをするな。[9] 直ちに、断固として、平然と「ノー」と言うのが最高の戦略だ。「憶えてません」は切羽詰まった時には曖昧な引き延ばし策にもなりうるが、君ならそんなセコい手に頼らなくてもいけるはず。

我らがプロフェッショナルのCIA嘘発見官は言う、「われわれのコミュニケーションの少なくとも三分の二は非言語的に行なわれる」[10]。だから既に論じたように、ボディ・ランゲージに注意を払え。ノーと言いながら頷くな。答えている時には口や目を覆うな。不自然な動きをするな——咳払いをしたり、唇を舐めたり、唾を呑んだり、体重を移したり、等々。クールにいこう！また発音の専門家であるペネベーカーによれば、「Iはリーダーではなくフォロワーに、嘘つきではなく真実を語る者に、遙かに高い率で使われている」[11]。そんなわけで、特に嘘をつく時にはIを多用すると良い。

何ごとも練習だ。君ならもっと嘘が上手くなれる。だから練習せよ。このスキルがいつ必要になるかなんて解ったものではない。トーマス・ジェファソン曰く、「一度でも嘘をつくことを自分に許した者は、二度、三度目には遙かに容易になり、やがて習慣になる」。忘れるな、丸っきりの嘘には集中力とフォロースルーが必要だ。うんざりするが、細部の細部まで記憶に刻みつけておかねばならない。

同時に、あまりに大きすぎる、あるいは面白すぎる嘘はつきたくないだろう。嘘を加減すべき時を知れ。詐欺師のクリスティアン・ゲルハルトシュライターは長い間、クラーク・ロックフェラーだと思われていた。そして彼はあのロックフェラー家の出身だとは主張しなかったため、わざわざ彼の身元を調べる奴もいなかった。ジャーナリストのマーク・シールは言う、「彼は自分がロックフェラー一族のパーシー・ロックフェラーの分家の者だと仄めかしていた――あの超リッチなジョン・Dではないが、かなりリッチな」[12]。彼は既に教訓を学んでいた。彼はかつて――クリストファー・クロウという名で――あり得ないことに、シリアルキラーであるデイヴィッド・バーコウィッツ（サムの息子）の社会保障番号を使い、あっという間にパクられてしまったのだ。何故そんなことをしたのか？　サッパリだ。全く意味不明。成功するサイコパスの手じゃない。カッコいいとか賢いとか思えても、詮索されそうな嘘はつくな。もっと間接的なものにしろ。ロックフェラー一族なら良い、だが「あの」ロックフェラーはダメだ。それでもまだかなりバレバレかもしれないが、あれほどじゃないから。賢明なる著述家デイル・カーネギー（Carnegie）の苗字の綴りは、元来はCarnegeyだった。つまりかの有名な鉄鋼王に合わせて綴りを変えたのだが、親戚だと直接名乗ったことはない。ただ人にそう思わせたのだ。

プレッシャーを掛ける

プレッシャーを逸らすのみならず、人生どこでも成功するには効果的なプレッシャーの掛け方を知っておくことが肝要だ。

締め切り。 時間のプレッシャーは昔から課題の完成を促すための効果的な管理ツールと見なされてきた。当然ながら締め切りは作業を「いてこます《ギッターダン》」ために幅広く採用されている。だが君がフォーカスすべきは、非現実的な締め切りはものごとを瓦解させるために使うこともできるという事実だ。無理矢理失敗させたいなら、めちゃくちゃな締め切りを設定すればいい。これをやれば人間はパニック・モードに陥り、君のビジネスに関して詮索などしている余裕は無くなる。誰かの傍に立って監視し扱き使うのは、また強制的にミスさせるのに効果的な方法だ。警備会社社長のギャヴィン・ディ・ベッカーの言葉を忘れるな。「時間が無くなると、人は最低限の直観的な反応しかできなくなる……人は時間が無い時にも一時的に自閉症になるようだ」[13]。

ゴールポストを動かす。 誰かが期待通りの仕事をしたとしても、次の要求を既に用意しておく。完成したなどと思わせてはならない。未解決の細目と未完成の仕事を必ず残しておく。ほとんどの人間は終わりを渇望しているが、気にするな。ほっとけ。君は気にすることはない、他人が発狂するだけだ。常にアレコレ思い巡らせて絶えずイライラさせられた人間はいずれブチ切れる。

議論

水は上に流れる……カネに向かって。

――ロサンゼルスの水「法」、一九〇〇年頃

議論はある時点で勝ちの大勢が決まる。もちろん、とことん「真実」に到達しようと努力する連中はいるが、通常、議論は君が我を通すか、優柔不断な一派に君が正しいと確信させて終わりだ。そもそも議論の局面に到達した時点で双方おそらく自分の過剰なバイアスにかなり凝り固まっていて、だから事実なんざどうでもよくなっている。もしも君が我を通すにあたって事実に到達することが必須なら、無抵抗のプライベートな場で事実を提示するのがベストだ。そういう場なら敵も「顔を潰された」という感情なしに新情報を大人しく受け入れるかもしれない。もしこれが上手く行かず、討論がエスカレートして本格的な論争になったらもうファックだ。必ずみんなに聞えるように、勝つためにどんなことでも言いまくれ。こういう戦略の多くは弁護士や政治家が使って大いに成果を上げている。議論に勝つのは正義だの何だのとは丸っきり無関係だということを忘れるな。

事実は気にするな。人は感情で考える。何が正しくて何が間違っているかは直観が決める。人はまず結論を決め、それからその信念を裏付けるリソースを引っ張り出す。だからこそスピーチや議論をする時には、実際の事実よりも物語やらアナロジーやら何やらを使うことが遙か

に効果的なのだ。人はまた、数字や統計などよりも物語を憶えているものだ。だから、事実の正確性に拘るな。

——ローラ・エイヴリ、弁護士、ニューオリンズ

次に、特定の議論に凝り固まっている人間にとっては事実で説得することが——たとえ証明済みの基本的な経験的事実であったとしても——驚くほど無益である実例を挙げる。

G：帰宅時がすごいことになるよね？　夏時間になると、日中が一時間増える。
A：増えないよ。一日の別の時間に太陽が昇るってだけだ。
G：そんなことないって。家に帰ってみろって。時計を進めたんだから、日中の時間が一時間増えたんだって。夏時間の間は太陽の出てる時間が長い。
A：時計を進めたからって太陽の周囲を回ってる地球の軌道は変わらないだろ。俺らの定義した時間が変わっただけだから。
G：違うね。日中の時間が一時間増えるの！

何でもそうだが、議論に勝つのに一番大切なのは自信だ。根拠のない反対も、自信に裏付けられていれば頗る効果的。ここで議論に勝つ方法をさらに幾つか紹介する。ナイスなものから初めて、だんだんえげつないものに移る。アドバイス——疑わしいと思ったら、エスカレートさせろ。白熱

した議論のフェイズに到達したら、勝つ以外に道は無い。

まず攻撃すべきラインは、敵の主張を逸らし、混乱させ、挫折させ、脱線させることだ。

レベル1：質問をして、疑念を植え込む

複雑な議論で窮地に陥り、防戦一方となったら、鉄板の一つは敵の「事実で武装している」という感覚を突き崩すことだ。疑念を起こさせ、主題を変え、タップダンスし、質問に質問で答えろ。

説明を求める。何故ある人は特定の意見や信念を持っているのかと問う。あくまで冷静に、そして相手に説明させる。連中は実は何も解ってないってことに気づくかも知れない。単に自分は朝の新聞に書いてあったことや先週法律関係の友人から聞いたことを復誦してるだけなんじゃないのかって。極端な場合には、彼らの自信そのものが揺らぐかも知れない（もっとありそうなのは、君のお株を奪って話を逸らすような花火を上げてくることだ。この餌に食いつけと期待しているんだろうが、相手にするな）。これのもっと過激な形としては、一つの主張をして――事実でもそうでなくても何でも良い――敵に反論してみろと言う。

議論の矛先を躱し、詮索好きな質問から身を守るもうひとつの効果的な戦略は、何にでも当て嵌まる質問をすることだ。例えば「それは事実かもしれないが、……というのもまた事実ではないのか？」。「もし何々だったらどうか」を使って質問を始め、直接的な攻撃ではなく好奇心を起させるような雰囲気を作る。同様に「何々は役に立つか」というのも、問題から解決へとフォーカスを移

す効果的な方法だ――当然、君にとっての解決だが。

疑念を起こさせる。「それは確かなのですか？　本当に？　絶対？」と訊ねる。ほとんどの人間は決定的な質問に答えるのは躊躇する。何故なら結局のところ、確実なものなんて何もないからだ。何百年もの間、哲学者たちは、われわれはわれわれがそもそも存在しているということすら証明できないという考えに反証しようとしてきた（そして失敗してきた）。われわれは自分が異星人の科学者に操作され、いわゆる現実を体験していると信じさせられている桶の中の脳なのではない、ということすら証明できないのだ。だがそんなことはどうでもいい。一度躊躇すれば疑いが生じる。疑いは自信の天敵。自信は自分の意見の支えとなるが、疑いはそれを同じくらい効果的に破壊する。疑いは相容れない情報ではなく、むしろ事実とは無関係の純然たる不確実性だ。自分自身の主張を疑わせることができれば、議論は勝ったも同然だ。

レベル２：方向転換し、混乱させる

議論を君の主張のメインポイントから、より受け入れられやすい問題へと逸らすことで勝利する。それは目下の問題とは何の関係もないものでも構わない（というか、その方が良い）。気を逸らすことは、負けそうになっている議論の最大の武器だ。敵を苛立たせてぶつぶつぼやかせたり、支離滅裂な激怒に持ち込めればもっと良い。君の勝ち。結局君の元来の主張は全然受け入れられていなくても、また後日に捲土重来を期せば良い。

実例：イスラエルとパレスチナの二国家共存解決に関する悪意ある議論に巻き込まれたら、話題を水利権の方へ誘導する。君にスキルがあれば、すぐに別の奴がいかにブロッコリーはカリフラワーより旨いかを滔々と語り出す。これが議論に勝つ一つの方法だ。「主題の転換」と呼ばれる。

核となる話題から議論を逸らすレトリック上のトリックを使えば、それはもはや問題ではなくなり、君が負ける道理はなくなる。話題は頻繁に変えろ。議論を茶番にしてしまえ。誰かがオハイオで起きた実例を引用したら、すかさずオハイオの話を始める。「あ、そういや義理のおばさんがオハイオ出身でねー」というようなあからさまな話題逸らしでも効果的に議論を方向転換できる。コメディアンのシェヴィ・チェイスのネタだが、彼は気まずい状況から逃げ出すためにわざと全身に赤ワインをぶちまけたり、階段から落ちたり、クリスマスツリーを倒したりしていた。特に守勢に回ったときは方向転換こそが全てだ。立ち位置を変えろ。論点を無視しろ。

レベル3：疲弊させる

ウンザリするほど繰り返す。既に見たように規則的な反復は信念を増大させる。だが議論のこの段階ではもはや信念を変えさせる時間的余裕は無い。だがそれでも反復には別の使い方もある――棍棒としての使い方だ。敵が主張に反論してきたら、それを反復する。反復の頻度を上げる。ヘトヘトになるまで繰り返す。敵を苛立たせる。何度も何度も何度も何度も何度もファックなほど聞かせて死ぬほど気分悪くさせる。まず敵は溜息をつく。それからゲロを吐く。最後に諦める。これは君の側にもスタミナと意志力が必要だ。君だって同じことをもう一度聞くくらいなら自殺したくなるからね。だが最後までやり抜け、そうすれば言い分を通せる――たとえ敵がそれでも君を「信じ」はしないとしても――ただ君を黙らせたいあまりに同意するハメになるだろう。この方法が上手く行ったことを示す指標は、誰かこう言い出す奴が現れることだ、「解った解った解った解った解った解った解った解った、もういいもういい、解ったって！」。

二重否定。これはそもそも混乱しやすい表現で、敵を疲労させ苛立たせることができる。単純に二重否定を含んだ表現は言ってることを実際よりも小難しそうに見せる効果がある。例えば次のように訊ねてみよ、「僕が君らのために買って来たこのドーナツのどれ一つとして、誰一人食べていないというのは本当ではないというわけじゃないの？」

レベル４：掘り返して突く

物語を通じた一般化。記憶に残る逸話は、より広い主張の効果的な裏付けとなる。まずはひとつの強力な事例から始めて、次にそれを一般化する。その話の力と特殊性は聞く者の心に響き、あたかもそんな逸話が一度起こったからには千度も起こるかもしれないと思わせる。「まあ、ジョーダン・ビルズをみろよ――単に信号無視で道を渡ってただけで、去年、街中で射殺されたんだぜ。信号無視が危険じゃないなんてどうして言える？」

穴を開ける。敵の論理に穴を見つけたら、そのミスこそ彼の結論が誤っていることの証明だと主張する。たとえその誤りが結論の真正性とは何の関係もなくともだ。この不適切な事実や間違った主張に超フォーカスし、それ以外は全部無視する。こうしてそのミスを増幅し、それを梃子として敵をねじ伏せる。

たぶん事実は事実。何かがたぶん事実であるらしくて、それが君のアドバンテージになるなら、それはもう絶対に事実だと主張する。そこを出発点とすると、敵はそれが間違いであることを証明することだけに精力を使い果たしてしまう。

誤引用。敵のスピーチの断片をコンテキストから切り離して引用し、意図的にそれを誤解する。敵の言葉を違うように解釈する。敵を実際とは違う、とんでもない観点の持ち主であるかのように言い立てる。これまた相手を怒らせ、その結果……

レベル5：激昂させる

さらに不快な攻撃線は、敵に自制心を失わせることにのみフォーカスすることだ。この議論スタイルは敵を怒り狂わせるもので、君は何も事実に基づく必要は無い。楽しく創造的で辛辣な言辞を投げつけて敵を苛立たせろ。そもそも内容的には無意味だから、反論もできない。自制心をなくした者が議論に負けるということを忘れるな。ここでの目的は敵を混乱させ苛立たせることだ。誰かが息を切らせて「お前だけはどうしようもない！」と歎くか、自分で首を絞める真似をしたら、君の勝ちだ。

循環論法。前提と結論が同じである議論は、敵を苛立たせるに決まってる。

「そいつはどうしようもないよ。ここらじゃみんなキチガイだもん。ぼくもキチガイ、きみもキチガイ」

「どうしてあたしがキチガイなんですか？」とアリス。

「ぜったいそうだよ。そうでなきゃここにはこない」とねこ。

——ルイス・キャロル、『不思議の国のアリス』

誘導尋問。嫌らしい仮定を含んだ質問をする。最も有名なのは、R・W・ジェプソンの『明確な思考』にある事例だ。「あなたは妻を殴るのをやめたことがありますか？」。いったいどこから答えればいいのか？

キャッチ＝22。パラドキシカルな論理の罠。ルール自体が矛盾しており、逃げ道がない。人間はこういう状況に激怒し、カフカや官僚制や、そして言うまでもなくその名の起こりとなった本『キャッチ＝22』を思い起こす。よく挙げられる例は組合だ。これまでに組合の業務をしたことがなければ組合には入れないが、既に組合に入っていないと組合の業務はできない。ここに『キャッチ＝22』からコアな例を出そう。「オアは気が狂っており、従って彼の飛行勤務を免除することができる。彼は免除願いを出しさえすれば良かったのだ。ところが願い出た途端に、彼はもはや狂人ではなくなるから、またまた出撃に参加しなければならない。……出撃に参加したくないというなら、それは正気である証拠だから出撃に参加しなくてはならない」。

レベル6：攻撃

ひとたび辛辣な皮肉を投げつけたら、それはもはや議論ではない、闘いだ。攻撃が並外れたものであればあるほど、その結果は滑稽なものとなる。これを「ベルトの下の戦略」と呼ぶ向きもあるが、ストリートファイトなら金玉を蹴り飛ばしてやれば腹を刺されなくて済む。そして君が本書を読んでるのは支配して勝つためだ、何であれ。

侮蔑的であれ。人の主張を馬鹿げてるとか「素っ頓狂にイカれてる《ストーンコールド・クレイジー》」とか決めつけろ。懐疑的であれ、たとえば「地球が丸いなんてどうやったら信じられる？　どう考えても馬鹿げてる！」みたいに。このスタイルは時に「石への訴え《アルグメントゥム・アド・ラピデム》」と呼ばれる。

誹謗せよ。「懐疑主義と誹謗は別物だ」とは元国家情報長官ジェイムズ・クラッパーの弁。確かにその通り。懐疑主義というのは主張の真実性に疑問を抱くだけ。誹謗は二つのことを同時にやっている。主張の真実性と同時に、主張している人物の正直さにも疑問を抱いている。攻撃してくる犬にスカンクを投げつけるがごとき行為だね。経済的だし、敵の主張を暴力的に逸らすのに使える重量物運搬船《ヘヴィリフター》と言える。だが用心しておくように、それはまたあまりに酷すぎと思われて人を怒らせる場合もある。誹謗の効果は、異論を唱える声を不誠実と同一視させてしまうところにある。

獰猛に襲い掛かれ。敵の知性を侮辱せよ。悪態をつけ。人身攻撃《アド・ホミネム・アタック》に訴えろ。アメリカの理論家スチュアート・チェイスはそれを「問題が、それを提唱した人物への人格攻撃に転じたもの」と述べている。(14) 有名な人身攻撃の実例としては、二〇一六年の大統領候補討論会でトランプがクリントンを「この性悪女」と呼んだことがある。両者が何を論じ合っていたかなんて誰も憶えてないが、その台詞は誰でも憶えている。実に効果的だ。強い方が勝ち、そして「真実」なんてどこにも見えない。問題は、両サイドがどん底まで落ちて互いに獰猛に闘い合ったら、そこからどこへ行く？　そこから後ずさりしてくるのは難しいポジションだ。これについては、ロバート・グリーンの『成功者たちの誘惑術』に賢明な助言がある。「あなたを傷付けるポジションにいる人を侮辱しないようにすることは特に重要だ」。

戦略的脅迫。研究によれば、冷静かつ実行可能な脅迫、たとえば「要求を呑め、さもなきゃ帰る」とかいうのは、怒りにまかせた脅迫よりも効果的で、さほど悪意を生まない。(15) これは特に、その脅迫が交渉のかなり後の段階になって初めて、つまり単なる虚仮威《コケ》しではないというタイミングで出すと効果的だ。だから慌てるな。相手が抜き差しならないところに来るまで、脅迫を出すのは待て。その時が来たら、静かな脅迫は白熱した応酬を効果的に停止させ、一方君は落ち着いて抑制が効いているように見える。

物理的脅迫。恐喝戦略はもっと複雑だ。間違いなく注目を集めるが、同時にまた反抗と怒りを育む。暴力だの解雇だのによる脅迫は虐めと同じで両刃の剣。特定の状況では効果的だが猛烈な反動がある。どうしても使わなければならないときには、一般に恐怖は、人に何かをさせるよりも何かをさせないことに効果があるということを忘れるな。[16] もっと遙かによいやり方は他にある。それにひとたび人に怖がられたら、みんな君の一挙手一投足に注意を払うようになる。

販売術

セールスマンはプレッシャーの掛け方に長けている。連中は自分の売ってるものを君に欲しがらせ、そして要求する値段に相応しい価値があると信じ込ませる。しかもそれを、魅力的なお伽噺でやってのける。（1）この製品を所有すればあなたはこんな凄い人になります（贅沢品は全部これ）。（2）この驚くべき製品を手に入れるチャンスを逃すなんて何と悲しいことでしょう（僅かの期間だけだがな！）。（3）この製品がどれだけ貴重で、何故これがお買い得なのか（選ばれたお客様だけの特別価格ですよ)。世の中には、こういう必需品を創り出すことにその煥発たる才能を発揮しておられる発明家、コピーライター、アートディレクターの方々(それにその手法を暴露している著述家)が大勢おられて、筆者なんぞにはとても太刀打ちできません。全てのセールスマンはこれらのこと、さらにそれ以上のことを先刻ご承知だろうから、ここは簡潔にいこう。君が持っているものを人に欲しがらせることができるなら、君には力があり、プレッシャーを行使できる。これは君の欲しいものを手に入れる助けとなる利点だ。以下に、君のサイコパス的な強みに特に合った、この種のお伽話を創り出す役立つ方法を記す。

穴に入れろ。 広告の天才は君に必要ないもの、むしろ存在すら知らないものを猛烈に欲しがらせることができる。

ロジャー:「交換ゲームだ。奴らに、自分の人生には何かが欠けてることを思い出させなきゃならない。誰もが何か欠けてるんだ。だろ?」
ニック:「だろうな」
ロジャー:「マジな話だ。ある程度まで不十分だと感じさせたら、お前の製品こそがその穴を満たす唯一のものだと信じさせろ。そうすりゃ、人生に対処するための手順を踏むことなく、その惨めさの本当の理由を根絶するために働くこともなく、奴らはバカみたいなデザインのカーゴパンツを買いに行くって寸法さ」

――ディラン・キッド、『ロジャー・ドッジャー』

投錨。大胆に行け。先手を打って、やたらに高くか（売る場合）、やたらに安く（買う場合）吹っ掛ける。この最初の提案がどれほど馬鹿げたものに見えても、それによってこの売買に一つの価格が確立され、以後の交渉の基準となる。この提案が丸っきりリーズナブルで、これまでの取引でもずっとこれでやって来ているかのように振舞え。だがその価格は、相手がどれほどこの売買に対して喉から手を出しているかで決まる。いつでもクールに去る用意をしておけ。相手が失うものに対して得るものがどれほど大きいかを強調しろ。そして忘れるな、本当に価値のあるものなんて何もない。他人がそれを得るためにどれほどのものを差し出す気があるか、というだけだ。

ＦＵＤ。これは「恐怖 Fear、不確実性 Uncertainty、疑念 Doubt（あるいは偽情報 Disinformation）」の短縮語。ＦＵＤは昔からある愉快なネガティヴ・セールス・テクニックで、君の性格にはピッタリだ。メリットに基づいて売ることができないなら、商売敵の製品にクソを投げつけて、疑念を抱かせれば良い。ＩＢＭやマイクロソフト、クロロックスみたいな大企業がやってる戦略であり、その核となる考えは他社の製品に疑念を抱かせることができれば客は君の製品を買うだろうというものだ。これが効く。こんなふうに言ってみろ、「結局ＬＥＤなんですよね。何でも見栄えが悪くなったりしませんからね」。ＦＵＤのモットー――自分をよく見せることができないなら、他人を酷く見せろ。

FEEL、FELT、FOUND。これはその安っぽさゆえに君なら口を極めて罵る類いの、遙かに甘ったるい方法だ。だがここは堪えて聞いてくれ。「交渉の余地はない」というハードな交渉法が使えない場合――相手が君のモノに対してさほどぞっこんってわけじゃなく、今にも立ち去ろうとしている時――そして君にもそれが解っている時には、これが役に立つ。効くんだな、これが。セールスの世界では「オブジェクション・ハンドリング・テクニック」と呼ばれていて、アップルのGenius Bar の全従業員に教えられている。(17) 挫折し混乱した機械音痴の顧客を相手にしなければならない彼らの才能《genius》は、問題解決の最善策は買い換えることだと客に思い込ませることに割かれている。その、挫折し混乱したけどアメージングな製品を、もっと新しくてぴかぴかの、ほとんど同じ別のものに買い換えるのだ！ FEEL は罠を仕掛ける。例えば「確かにお安くはありませんし、嫌になっちゃいますよね」。FELT はその罠。「僕もこのすごい新製品を使い始めた時は、同じように感じましたよ」。FOUND は罠が閉じるパチンという音だ――「でもね、この製品の、より新しくてさらにアメージングなヴァージョンの、問題解決のための新フィーチャーがあれば、時間とおカネの大変な節約になるってことが解ったんです……長い目で見れば、増えたコストの分も十分おつりが来ますよ」。

至る所にある本やブログや教室を見れば、他にも無数のセールス・テクニックは簡単に見つかる。だが君に本当に必要なのはただ一つ。『組織のなかの人間』の著者ウィリアム・ホワイトが若い頃、大恐慌時代のアメリカの田舎でセールスの修業をしていた時に教えられたことだ。曰く、「『おい、君……』、彼は私にこう言った。『一つ簡単なことを呑み込まないと、誰にも、何も売れないぞ。カウンターの向こう側にいる奴は敵なんだぜ』」。

第12章　敵

身軽に飛び回るスズメバチを叩き落とす方が、野生の象を至近距離から撃つよりも、ある意味では厄介です。けれども撃ち損ねた場合、野生の象はスズメバチよりも始末が悪いのです。

――C・S・ルイス、『悪魔の手紙』

君はなかなかに進歩している。その過程で何人かの同僚をペテンにかけたりもしたが、君を恨んでる人間のほとんどは真の敵には含まれてない。それに連中は別に君の持っている、あるいは手に入れようとしているものを盗ろうとしてるわけでもない。単なる良くある競争だ。こんなの人生における普通の押し合いへし合い、そりゃこいつらだって少々手荒いことをするかもしれないが、無闇に敵認定しないように気を付けろ（先に、「カウンターの向こう側の人間は敵」と書いたけど、当然あれは話が別ね）。連中は何も夜霧の中から毒を塗った手裏剣を投げ付けて来るようなことはないから、君はふんぞり返ってりゃ良いんだ。いくら好きだからって、あまりにドラマティック過ぎるシナリオを作らないように。例えば「奴は俺を倒そうと躍起になっている」とか。たぶんなってないし。資格のない者を敵の地位に引き上げるのは全く無意味だし疲れる。疑わしい時は前進あるのみ。奴らを敵認定したが最後、君の狙ってた駐車スポットに割り込んできた小者のクソ野郎に対して内心ムカつくだけじゃなく、敵に対する警戒が必要になる。敵なんていても疲れるだけだし、君の自己抑制にとっても深刻な負担だ。ただ、本物の敵についてはその限りではない。奴らはフォンデュのフォークで君の目を串刺しにしたがってるし、君の信用を落とし、正体を暴くことに夢中になっている。こいつらに対しては特別の対策が必要だ。

ようやく物語は『孫子』を引っ張り出して、一瞬でその哲学の全てを身に付けたくなるあたりに差し掛かった。この本にはサイコパスとしての君にとって極めて当たり前のアドバイスが満載されている。

「能なるもこれに不能を示し、用なるもこれに不用を示す」
「動かざること山のごとく、知り難きこと陰のごとく、動くこと雷震のごとし」
「利にしてこれを誘い、乱にしてこれを取る」(1)

等々。だが知っておけ、この本を声に出して引用したりすると、まるで自分のことをバットマンだと思い込んでる負け犬野郎みたいに聞えるから。お楽しみが終わったら、「敵」がいるという状況はもっと複雑で世俗的だということに気づかねばならない。

敵の扱いには二通りの方法がある。敵を作る前と、その後だ。敵の取扱いはSTDに似ている。諺にあるように、「一オンスの予防は一ポンドの治療に匹敵する」。つまり前者が一番だ――敵は作るな。もしも誰かが地位を奪うために君を撫で切りにしようとしているなら、まずは深呼吸して、それに対して現実的で冷静なやり方で対処しろ。それはドラマティックさという点では予想を遙かに下回る。敵なんて戦争の時だけで良い。ここはまず頭をクールに保ち、ハリウッド式の「不倶戴天の敵」物語の罠に嵌らないようにする。映画なら良いが、君の睡眠サイクルにとっては災難だ。簡単に言えば、敵に関しては二つの経験則がある――

（1）可能ならば敵を作るのを避ける。
（2）苛つくからとか憎いからという理由だけで誰かを慌てて敵認定しない。

気がついたら本物の敵がいたという場合も、適当な口実を設けて戦闘に入るのは可能な限り遅らせろ。自分を強くするために敵を利用しろ。仏教の格言に言う、「敵は仏と同様に役に立つ」。事実だ。ロベルト・アサジオリは『意志の作用』の中で、この教えを時間の浪費に対する防波堤として用いることを提唱している。「彼らはわれわれに、無用な会話に参加することに対する丁重だが断固たる拒絶の技術を教えてくる。『ノー』と言えることは難しいが、有用な訓練である」。哲学者エミール・シオランは『生誕の災厄』において、敵をホトケとして用いる方法をよりぶっきらぼうに書いている。「われわれの敵はわれわれを見張り、われわれの解放を妨げる。われわれの最小の弱みをほのめかし、暴露することで、彼はわれわれを真っ直ぐに救済へと導き、天と地を動かして、われわれを彼の考えるわれわれのイメージに相応しいものであらせようとする。ゆえにわれわれの彼に対する感謝は、無限でなければならない」。もしも敵との遭遇をこのように考えることができるなら（神の救済とかは無しで）、敵をスパーリングの相手として使うことができる。あの古き良き、あまりにも引用されすぎているがそれでも完全に有用で真実なニーチェの言葉のように。「われわれを殺さないものは、われわれを強くする」。

味方を近づけろ、敵はもっと近づけろ

誰もがこの言葉を引用するが、実のところはどういう意味なのか？　友人でもあり敵でもある者《フレネミー》をハッピーアワーに連れ出して、自分の生活圏の中で一番クソな連中相手にスキーボールでもやるのか？　何故？　自分の娘をどっかのドンに嫁がせて油断させ、そいつを追い詰めて殺して後で一族郎党皆殺しにすることを企んでるモノホンのマフィアの一員でもない限り、この格言は君向きじゃない。これはハリウッドのパワーエージェントを装う連中が滔々と語る、だがその実何の意味も無いたわごとだ。オフィスにいる、いわゆる君の敵は君を嫌っていて、陰でクソな悪口を言い、遠くから君を失脚させようと虎視眈々だ。奴らは夕食に訪ねてくる気なんてさらさら無いし、仮に来られたところでどうすりゃいい？　ワインにリシンでも混入するか？　奴らはムカつくクソ野郎で、君が持ってるものにその薄汚い指を掛けようとしている。だから一番良いのは奴らを、君の場所を奪い取ろうとしてる他の〈登山者〉と同様に扱うことだ。特別な敵という地位を誰にも与えるな。本当にそれに相応しい奴以外は。

オフィス外の敵は常に君と君の会社が何をしているのかを探っている。この場合、パワーランチ*で直接やり合い、互いに情報を詮索し合うのもアリだ。だが彼らを味方として近くにキープする――特に君みたいな奴を――というのはリスキーだし、酷いアイデアだ。孫子ならそんなこと言わない。マイケル・コルレオーネは確かにそんなことを言ってたが、あいつはハリウッドの奴で、ハリウッドてのはロマンティックに聞こえはするが現実的には何の意味もない台詞に満ち満ちたところだ。そんなものは苛酷な戦場を生きる君の日々にとっては何の実益も無い。孫子の言ったことの方が遙かに気が利いている。「彼を知り己を知れば百戦殆ふからず」。だがこの名句には二つの大きなifが出て来ることを忘れてはならない。

交戦するな。相手が君のことを敵呼ばわりしたからといって、何もこちらが付き合ってやる必要は無い。そいつを敵の地位に上げることを公然と拒絶すれば、奴は無能な怒りに満ちるだろう。それで自己破壊するかもしれないし、君は首尾良く「歴史の正義側」でいられる。

交戦しなければならない時には、相手をまごつかせて怒りを誘う方法は既に数多く論じた。ここではまだ書いていなかったことを少し紹介する。

積極的対策

これはロシアのＫＧＢの用語で、監視を掻い潜って攻性の破壊活動を行なう秘密作戦を指す。例えば――ＤＮＣのメールのハッキングと公開、フロリダの投票ブースへの侵入、トランプの選挙運動との接触、等々。「リークと偽情報を用いてセキュリティを破り、敵の機密を奪うこと」だ。[2] 敵を倒すことだけを目的とする純然たるネガティヴ・キャンペーンだ。これはFUDの政治ヴァージョンと言える。この過去の選挙サイクルにおいて、プーチンは西洋が「ロシアと同様に偽善であり冷笑的である」ことを示そうとした[3]――こちらでもあちらでも体制というものはそうなっているのだと。われわれの選挙が汚くて混乱していればいるほど良い。これこそが積極的対策のカギだ。常にフォーカスを保て、シンプルであれ。それを自分を持ち上げることとリンクさせるな、シンプルに他者を中傷することに集中せよ。そして世論を味方に付けろ。

積極的対策は何も新しいものではない。第二次大戦以来、KGBはハーバート・フーバーやマーティン・ルーサー・キング・ジュニアなどのような公的人物を標的とし、一〇億ドル以上の秘密資金を投入して合衆国内でヴェトナム反戦運動を煽動した。そして人々には、それが自分自身の考えであると思わせていた。科学は、哲学者ブレーズ・パスカルの「人間は一般に、自分自身で見つけた理由によるほうが、他人の精神のなかで生まれた理由によるよりも、いっそうよく納得するものである」という言葉を裏付けた。[4] 疑念を煽動するのは楽しい。事実に反する信念を煽動するのはもっと楽しい。

* 昼食をとりながらの精力的な会議のこと。

コンプロマット

もうひとつ、さらに過激な破壊工作もまたKGB謹製だ。これはさらに少々の準備が必要で、敵の信用を落とすための材料を捏造したり植え付けたりする。コンプロマットはあくまでも秘密裡に行なわれるがゆえに効果的で強力だ。『ニューヨーク・タイムズ』によれば、「昔ながらのコンプロマットは、細工した写真、仕込んだ薬物、KGBが雇った売春婦との情事を収めた画質の荒いビデオ、その他の原始的な罠の技術が幅広く用いられていた」。だがそれは何もKGBの専売特許ではない。同記事によれば、ロシアのハッカーは「裏サイトにオファーを書込んでターゲットに児童ポルノを仕込み、人望を破壊したり逮捕に追い込んだりする。こうした仕事の報酬は六〇〇ドルとされており、ビットコインで支払われる[5]」。ちゃんとした情報を集め、トレース不能な通貨を手に入れ、サイバー破壊工作を仕掛けろ。

ガスライティング

これは古典的な心理操作の手法で、パトリック・ハミルトンの一九三八年の戯曲『ガス燈』（およびその映画版の『ガス燈』）に因んでおり、外界からの影響、光、空気などの少ない親密な人間関係において最も効力を発揮する。その効果は、他人の健康と正気を心配しているふりをしながら、その人に自分がキチガイだと信じ込ませることにある。正確には休憩室の定番ではないが、これまた疑念を植え付けることが他人を不安定にするのにいかに効果的かを示す事例だ。また、君がそれをやっていることを証明するのは非常に難しいし、バンバン使って楽しい言葉だ。たとえば――

「何故俺にガスライティングする？」

「何だって？」

「絶対にファイル送ったぞ」

「来てないよ」

「何故俺をファックするんだ？　キモ過ぎる」

「ファックなんてしてないよ！」

「本当キモいなお前」


この奇妙な、だがよく知られた言葉はどこから来たのか？　戯曲では、ガスライティングされている妻が、夫が自分を罠に掛けていることを証明するたった一つの経験的証拠にしがみつく——それがガス燈。

ガスの灯で何もかも解るのよ。あそこのマントル[*]が見えるでしょう。よく光ってる。でももしも別の灯が厨房で点いたり、誰かが寝室で灯したなら、この光は弱まるでしょう。家のどこでも同じこと……毎晩、彼が外出した後、私は何かを待っている。すると突然、部屋の中を見

＊　ガス灯の火炎覆い。点火すると白熱火を放つ

回すと、光がゆっくりと弱まっていくの。それから、何か物音がする……私は家の中を隈無く調べて、誰かが別の灯を点けたんじゃないかしらと見に行く、でもそんなことはないの。いつも同じ頃——彼が出て行って一〇分後よ。それで思いついたの、知らない間に彼が戻ってきて、あそこを歩き回ってるんだわ、って。[6]

誰もがこの「ガス燈」のように、君が彼らにしていることを暴き立てる具体的なデバイスを持っているわけではない。だから君の敵はキチガイだと言い触らせ。お前はキチガイだと本人に言え。事ある毎に、そいつが正気だという観念に反論しろ。「君はメチャクチャだよダニー。全くイカれたキチガイだ。それにデュフレーヌだって君が基本的に無能だと知ってる。みんな君の前じゃ嘘ついてるのさ。君は酔っ払いだ。しゃんとしてない、まともじゃない」。全てを問題にしろ。他のみんなも同じ考えかも、と心配させればさせるほど良い。**パラノイアの力**を利用すれば、君のアドバンテージは著しく高まる。

これらはその場凌ぎの操作法で、全然脅威ではない敵や、何とかして君を痛め付けようとしている無法者相手に丁度良い。だが言うまでもなく、注目すべき例外がひとつある。君みたいな奴だ。

第13章　サイコパス対サイコパス

百人いれば、たぶんその中にサイコパスが一人いて、弱者を物色している。
――ジェイムズ・ファロン、『サイコパス・インサイド』

ＯＫ。これこそがまさにその名に相応しい敵だ。他のサイコパスを見つけ出すことは一目惚れに似ていなくもない。ただあんなに楽しくはないが。どちらも認識があり、高まった知覚がある。だがこちらは、どちらかと言うと草原をうろうろしていてライオンを見つけるのに近い。そして向こうは君を見ている。君は考える……二人のサイコパスは仲間になれるか？　互いに自分の正体を明かすか？　これまで人と協力できたことは？　その答えは、イエスだ、時々はね。だが十中八九、仲良くなるなんて全くできない。

他のサイコパスと出遭った場合、できることは三つ。第一は直ちに去る。第二は積極的に避ける。第三が手を組む――だが用心すること。ＩＴスタートアップやアウトローな暴走族なら、しばらくの間、複数のサイコパスが一緒にいられる。だが一旦仲違いしようものなら血を見ることになるから注意が必要だ。

君はサイコパスがとても興味深いと思っていたクチだな。だけど暫くすると退屈になると思わないか？

――マーティン・マクドナー、『セブン・サイコパス』

カール・ユング曰く、「二つの人格の出逢いは、二種類の化学物質の混合のようなものだ。何らかの反応が生じれば、双方ともに変容する」。『ナイトライダー』のオリジナル版で、KITTが仇敵KARR（もう一台の破壊不能なクルマ）と対峙した時、KITTは問う、「破壊不能な物体が、不動の物体と衝突したら何が起こりますか？」。チキンレースの最中、KARRは橋から逸れて巨大な岩に激突し爆発する。答えは出た。他のサイコパスとの直接対決はこれと同じようなものだ。あり得ないように思われるかもしれないが、二人の内のいずれかは何らかの形で屈する。だから君の立場の強化に努めよ。「不倶戴天」という結論に飛び付く前に別の手を吟味せよ。

手の内を隠せ。君と同様、相手の方だって無制限に自己抑制できるわけではないし、そのサイコパス流人心操縦術に無限のエネルギーを注ぎ込めるわけでもない。君にとっての絶好のチャンスは、攻撃が来た時、自分への注意を惹くことなしに相手の手法を理解できることだ。自分自身をできるだけ小さくしろ。心理学者のロバート・ヘアと研究家ポール・バビアクによれば、「サイコパスの操縦を認識する能力は、あなたに価値があるか、あるいはそのサイコパスにとって脅威であると見做されてない時には増大する」[1]、何故なら彼は君をからかうためにエネルギーを浪費する気など無いからだ。

もう一人のサイコパスと効果的なスパーリングをする鍵は、開始すべき時を知ることだ。宣言するまでは、相手は相対的に戦闘準備に入っていないという利点がある。だが挑んでしまったが最後、戦端は開かれる。そして君は絶えざる危険に曝されることとなる。

粘りを見せろ。敵のサイコパスが掛ってきたら、常に警戒を怠ってはならない、何があろうともだ。ケン・キージーは、『カッコーの巣の上で』でこれを非常に巧みに表現している。同書はサイコパス対サイコパスのバトルの描写として素晴らしい。「一瞬の間ではあるが、その場で彼女が鞭で打ちのめされるのを見たような気がした。いや、実際に見たのかもしれない。しかし、今ではそんなことどうってことはないのが、私には解る……婦長を叩きのめすには、三度の内二度とか、五度の内三度ぐらい叩いても無駄なので、とにかく戦う度毎に毎回叩かなくてはならない。ちょっとでもガードを下げれば、すなわち、一度でもこちらが負ければ、婦長は永遠に勝ってしまう。そして、結局は私たちみんなが負けることになる。それを誰もどうすることもできはしないのだ」。かの偉大なる故ミッチ・ヘドバーグもまた上手いことを言っている。「テニスについて言えばだ、どんなに上手くプレイしようと、壁ほど上手くはなれないな。壁とは一度やったことがある。奴らはファックなほど無慈悲だぜ」。だから戦端が開かれたら、ともかく守りを固めろ。

悪魔と踊れ。近寄らないという戦略が無理っぽいなら、何とかしなければならない。ロバート・ヘアによれば「時には悍ましい共通の目的を持って、一時的にパートナーを組むこともある。一般に片方は〈喋り手〉で、魅力や欺瞞や操作という手段を用い、もう片方は〈実行者〉として脅しや実力行使に出るのだ。彼らの利害が互いに細くし合う者である限り、二人は恐るべきペアになる」(2)。もしも手を組むと決めたなら、互いに補完的なパーソナリティを持つ人物を探し、そして細部に関して直接競合する事態は避けること。常により広い目的にフォーカスせよ。喧嘩をふっかけたりしないように。

さて、以上はごく短いベッドタイムの読み物だ。何故ならその企て自体、一から十まで無分別な行為だから。サイコパス対サイコパスは常に酷いことになる。しばらくの間はお互い「猫と鼠」で面白いかもしれないし、然るべき敵とのスパーリングは励みになるかもしれないが、その葛藤が進む方向はただ一つ——エスカレーションだ。全ての人間は、エスカレートさせるのは得意だがその反対は不得意。そして君の場合は特にそう。キレイに終わるはずがない。弱い負け犬を狙い撃ちするのに飽きて対等の戦いを求めていることに気づいたら、自分の望みに対して慎重になることを忘れるな。

第14章　勝利

人間は全ての動物の中で最も残忍で、人生とは闘いの連続だ。それは勝利もしくは敗北で終わる。

――ドナルド・J・トランプ、一九八一年、『ピープル』誌のインタヴュー

今日の世界における「勝利」とはどういう意味か？　これは君が自分で決めねばならない。お伽噺の「田舎の鼠と都会の鼠」を思い浮かべよう。田舎の鼠は雨漏りのする納屋で、干からびた粟を食って生きている。彼が遊びに行った都会の鼠は宮殿に住み、フォアグラを食っている。ただ、その宮殿には獰猛な猫も同居していて、常にその奇襲に対して警戒していなければならない。この猫に襲われてキモを冷やした田舎の鼠は、こんな感じのことを言う、「たわごとは忘れてくれ、俺の納屋は安全だし、俺にとっちゃ居心地も良い」。一方都会の鼠は、こんな感じ、「いいね、じゃバイバイ。粟でも食ってろや、この糞チキン野郎」。組織内部でどこまでのし上がりたいかを決める前に、どれだけのプレッシャーを受ける覚悟があるのかよく考えてくれ。君は都会の鼠か、それとも田舎の鼠か？　自分に正直に。そしてどちらかを選んだら、もう一方はきれいサッパリ諦めろ。だがもしこう考えてるなら、「何だってファックな鼠の話なんてしてんだ？　俺は猫になるぜ」、君は何かに誑かされてるか、あるいは本物の**マスター**かのいずれかだ。マスターというのは、麻薬王と

か大教祖、それか独裁者として成功する奴のことだが。

環状道路

環状道路は田舎鼠のやり方で、プライベートな時間を守りたいなら、ビジネスに対する上手いアプローチが得られる。サイコパスである君にとってはたぶん退屈なルートだろうが、少なくとも一度は考えてみる価値のあるオプションだ。環状道路というのはワシントンDCやアトランタみたいに無秩序に広がって密集した都市の周囲を取り巻くように作られる道路で、混雑した中心部を通らずに都市の端から端へ行くことができる。環状道路アプローチとは、「のし上がろう」とする連中のラッシュアワー的衝突を回避していこうとするやり方だ。みんなが欲しがっているものに狙いを定めるな、たとえそれを取ることができるとしても、みんながそれを君から盗もうと虎視眈々としている。役員室の代わりに、その隣の部屋じゃどうだ？　心が安らかになるし、窓くらいある。それより何より、誰も欲しがらないようなものを楽しむ方法を見つけられるなら、出世競争に囚われることなく快適でいられる。ワクワクが欲しいなら、別のところに探せ。成功はしたいが、満足感の核にあるものが支配ではないのなら、環状道路でいこう。

ピラミッドの頂点

君の満足は圧倒的な勝利にあるってことが判った。都会鼠、それが君だ。狙うは頂点、テッペン、トップ、ＶＩＰ、大リーグ、ＣＥＯだ。真鍮の指輪を手に入れるって奴だ。そして放さない。本書で学んだプレッシャー、自己表現、自信、能力、漏出なんかの知識を総動員して、計画を立てろ。梯子を登るに当たって覚悟しておくべきただ一つのことは、ジェリー・ユーズアムが「クソ野郎が引き合うわけ」で示した通り、登れば登るほど「ますます頻繁に攻撃を受ける……だが、まさに頂点に差し掛かると、攻撃はほとんど自動的に止む(1)」ということだ。もう誰もいない。上は静かなもんだ。

この高みからなら、マスターになることもできる。すなわち静かに全てをコントロールし、誰もが命令を聞き、むしろ聞きたがる存在だ。これこそがピラミッドの頂点を極めた者が吸う希薄な空気だ。究極の勝利だ。

本書を通じてこれまで論じてきたスキルを基盤として、いかにしてヴィジョナリとしての説得力を増すかを考えよう。偉大なヴィジョンを持つというのは才能だ。だが、幾つかのことを練習すればヴィジョナリＩＱを向上させることができる。それはマスターとなるための一助となる。

オレは両極端《バイ・ポラー》じゃない。両・勝利《バイ・ウィニング》なんだ。ここでも勝つしあっちでも勝つ……自分は特別じゃないなんてフリをするのには飽き飽きした。飽きたからバラすが、オレは火星から来たパーペキ・ビッチンなロックスターなんだぜ。

――チャーリー・シーン

大きく考えろ

これは多くの人間には難しい。連中は何でも型に嵌まってる。だから何が可能かという考えも型に嵌まってる。でも未来というのは全然決まってないから、そんな信念は馬鹿げてる。忘れるな、何かやりたい、けど「できてない」ものに直面したら、「何故だ?」と問うんだ。不可能なのか? 非合法なのか? それとも単に仕来りに反してるから? 不可能なことなんてほとんどない。非合法なことは危険だ。だけど単に仕来りに反してるというのなら、やってみろ。予想以上の成果が得られる。ルイ・CKの事例を挙げよう。

何週間か前にクルマ借りたんすよ……で家に帰る時にはレンタルプレイスにクルマを返す――つまり、空港の外のレンタルプレイスまで行って、クルマ返して、マイレージでごちゃごちゃやって、バスに乗って、ターミナルまで行ってチェックイン――そん時は遅れてたし、乗り遅れんじゃないかと心配で、それでそんなことやってるヒマないって解ってたんで――今までいっぺんもやったことないんですが――そのクルマで直接ターミナルまで行って、そのままそこに置いてきたんす。で機上の人に。で、機内からですね、ハーツに電話して、「ヘイ、いいかい、君んとこのクルマはターミナル4の前にあるから。キーも中にあるから。そう。そこにあるから」ってね。そいつはだいたいこんな感じのことを言いました。「それは困ります。この場所に戻していただいて、それから……」。で、「いや、もう無理。もうカリフォルニア発ったから。だからクルマ回収したいならそれがある場所まで行って」。すると彼は「オウ、ジーザス、マーン。いいっす。解りましたっす」。それで彼——ついにって感じですかね——と自分は気づいたわけですよ、もう毎回これでいいじゃん、って。

記憶の改竄

われわれは全員が記憶喪失者であり、永遠に浮遊する現在を生きる刑に処せられている。ゆえにわれわれはこの上なく精巧な建築、記憶を創り、不可逆の時間の流れの耐えがたい知識と、それらの瞬間と出来事を取り戻すことができないという事実とを緩和しようとした……存在するのは、体験と、その衰退のみである。

——ジェフリー・ソンナベンド(2)

記憶は不安定で融通が利くという性質を使って、他人の精神にちょっかいを掛けることができる。記憶というものは驚くほど流動的で虚弱だ。記憶バイアスを利用して思い通りに他人の記憶を書き換えてしまう方法はたくさんある。記憶喪失というのは何もかも忘れてしまうことだが、記憶錯誤や偽記憶というものもある。起ってもいないことを思い出すよう他者に仕向ければ、何だって信じ込ませることができる。われわれは極めて暗示に掛りやすい動物だ。認知的フルーエンシって憶えてる？　あれはここで使う。捏造したい偽記憶を示唆するわけだ。その偽記憶をありふれた、もっともらしいものに仕立てれば仕立てるほど、楽に信じられるようになる。


「デイヴの奴、ファイルは全部持ってるって言ってたよな。憶えてる？」

「えーと……いや」

「あの時俺らコピー機のとこにいただろ。紙が詰まって。ローズがヒス起こして」

「は、ローズとあの機械は相性悪いね」

「そーだよな？　そこへダンが来て何とかしようとして、ゼリードーナツがシャツに溢《こぼ》れて……」

「ああそう……ありそうなことだ」

「思い出した？」

「ああ、たぶん……OK、思い出したよ。くそ」


一部の科学者によれば、極度の認知的フルーエンシはデジャヴュの原因だという。あまりにもありふれたことを体験して、前にも同じことがあったと感じることだ[3]。もしも自由にデジャヴュを起こせるのなら、もう超常現象だけど。

誤帰属。これは何かを憶えているのに、どのようにそれを体験したかを忘れてしまうという記憶の錯誤。(4) この現象は時に**ソース・コンフュージョン**とも呼ばれる。TVで見た? 現場にいた? 実際には後で話を聞いたに過ぎないのに、その現場にいた記憶を持たせることができるなら、決定や失敗に対する責任感を感じさせることができる。「われわれ全員で決めた時に、何故そう言わなかったんだ?」。

潜在記憶。何かを読んだ、見た、すごくクールな話を聞いた、だけど忘れた。後でそのクールな話を思い出すが、どこで聞いたかは忘れていて、自分で考え出したと思い込み、人に話す。良くある現象だから、どうぞ言い訳代わりに使うと良い。誰か他人から凄いアイデアを得て、持ち逃げする。剽窃だと言われたら、こう言えばいい、「前提はびっくりするほど似てるけど、まあ確かにね、でもこんな話今まで聞いたことはないんだ。どこかで彼女の話を読んで同じことを言ったのなら、こりゃ潜在記憶ってやつだね」。非難した相手は君が何を言っているのか理解できないので、君の思い通りのことを信じ込んでしまうかもしれない。

持続性。この記憶バイアスは、恐ろしい出来事を何度も何度も繰り返し思い出させる。もしも恐ろしい出来事を演出できれば、それによって他人の精神を破壊し、PTSDを惹き起こすことができる。

ピーク・エンドの法則[5]。これまた記憶バイアスの一種で、これを利用するには、何ごとも終わりを派手にするようにする。人間はものごとがどのように終わったかを記憶し、全体の体験をその終わり方に基づいて評価する傾向がある。終わりは強く、そしてプロジェクトの初期段階では悪ふざけとか、自分に必要なことをする期間に当てる。

薔薇色の回想。このバイアスは、ものごとを丸く収めるのに役立つ。過去の記憶を深く遡って懐かしい時代や出来事を思い起こし、「憶えてるか、あの頃は」とぽつりと言う。われわれは過去を美化する傾向があり、だから穏やかに過去を思い出させてやれば、どんな尻穴野郎でも耄碌爺みたいに滔々と喋らせることができる。「俺らの時代は、こんなインターネットみたいなクソはなかった。あの頃の生活はシンプルだったなァ。何もかもシンプルだった。アメリカは偉大だった」。どんな世代でもこれをやる。失われた時代への郷愁の霧の中で追憶に耽らせろ。そうすれば、ついさっき何故、君に向かってあんなに喚いていたのか、すっかり忘れてしまうから。

精神ウィルスを撒き散らせ

「ミーム」という言葉を聞けば、たぶん不機嫌な猫の写真と、躁病的なダンスのビデオを思い出すだろう。毎日インターネット上を駆け巡ってる奴だ。それか、朝食までに何千万回もリツイートさた六語のツイートか。だがわれわれが何気なくその現象を「バズってる《ゴーイング・ヴァイラル》」と呼ぶのには深い理由がある。進化生物学者リチャード・ドーキンズは、一人の精神から他の精神へ変容や破壊が加えられることなく伝えられる安定した概念や思考単位を意味する言葉として「ミーム」を造語した。基本的にミームは自己を複製するために人間の精神を使用し、「文化の伝達」によって拡散する。これはウィルスが細胞を用いるのと同じだ。まるでキチガイ沙汰に聞えるが、ミームは卒倒するほど効果的だ。ひとたび正しく導入すれば、それを無視することなどできない。進化に対する遺伝的な突然変異の役割を、ミームは文化的進化に対して果たす。例えば、ドーキンズは宗教をミーム的ウィルスと見ている。[6] 宗教は何千年にもわたって広まっているが、彼に言わせれば「信仰は大いなる責任回避であり、証拠について考え評価する必要を回避するための大いなる言い訳だ。信仰とは、証拠がないにも関わらず、というかおそらくないがゆえに信じることである」。ちょっと待て。どこかで聞いたことのある言葉じゃないか。バックファイア効果って憶えてる？　認知バイアスは？

ミームはステロイドを使ったバイアスみたいなものであり、集合的思考の中に解き放たれている。ミームを発明しその拡散を加速する人は時に「文化的起業家」「フォーク・デヴィル」と呼ばれる。[7] 熱狂的流行（ビートルマニアとか）、文化的革命（ヒッピーや毛首席）、そして新たな力を持つ観念。ミームはステロイドを使ったバイアスみたいなものであり、

必携のテクノロジー（初代 iPhone の宣伝）はいずれもミームだ。君にとってさらに重要なのは、その扱いやすさや伝達速度のゆえに、ミームを武器化できるということだ。精神的エボラみたいに、適切に拡散された悪意あるミームはモラル・パニック（対麻薬戦争）や集団ヒステリー（セイラム魔女裁判）、果ては世界大戦まで惹き起こす（ナチス）。

以上のことからも解る通り、多くの偉大なミーム起業家は君と同類のサイコパスだ。中でも最高

の奴は集合精神に地下攻撃を加える。だが君がミーム作成者や文化のプロモーターになることに何の興味もなくとも、このコンセプトを使って密かに周囲の人間を操ることができる。

リチャード・ブロディは『ミーム――心を操るウィルス』でこう述べている。「自分の心の働きをより良く理解すれば、ますます精妙な人心操作が為されていく世界をより良く旅することができるようになる」。逆もまた真なり――他者の心の働きをより良く理解すれば、より精妙に操れるようになるわけだ。宇宙の暗黒庭園の番人となれ。社会にその闇夜の恐怖を提供しろ。

ゴシップはミーム学を用いて他人の名声を地に墜とす有効な方法だ。それは単純で、伝播速度は信じがたいほど速く、通常の組織的ヒエラルキーのチャンネルを平然と無視し、厳密なファクトチェックの対象にならない。青天の霹靂のように、ただ単にこう言うだけでいい、「ダンとフランが昨日の夜、アリバイ・ラウンジでディープキスしてたのをジェフが見たんだって」。何か言われる頃には、たとえジェフが厳正に否定したとしても、他の二人にとってはもう遅い。ダンとフランは、他の者たちの心の中で永久に、実際には何もなかったその夜に結びつけられることになる。

先に述べたように、最も強力な信念は人が自分で見つけ出したと思い込んでいるものだ。クリストファー・ノーランは映画『インセプション』の中で、この種の信念を植え付けることの困難さを表現している。君の心の中に、気づかぬうちに信念を植え付けることができるのはマスターだけだ。ここで言うインセプションとは、単に君がさせたいことをその当人が自ら望んでいると思わせるのみならず、自分の真のアイデンティティに関する深層の信念に基づいて、実際にそをから自身のオリジナルなアイデアにしてしまうという能力である。ノーランはインセプションという言葉を、元来の「始点」という意味から拡張している。

サイトウ：「インセプション。それは可能ですか？　もしも他人の心から考えを盗む事ができるのなら、逆にそれを植え付けることも可能でしょう」

アーサー：「オーケー、一つ考えを植え付けよう。君に言う、「象のことを考えるな」。さて、何を考えている？」

サイトウ：「象です」

アーサー：「その通り。だがそれは君の考えではない、私が与えたものだということを知っているからね」。

サイトウ：「それを無意識の内に植え付けることもできたと」。

アーサー：「被験者の精神は常にその考えの起源をトレースできる。真のインスピーションは偽造できない」

コブ：「そんなことはない。その考えの一番単純なものがあれば良いんだ。それは自然に被験者の心の中で成長していく。精妙な技術だ」。

専制君主は民衆をこのレベルで支配したいと願っている。だが通常は暴力、洗脳、恐怖といった手法に頼らざるを得ない。時折、彼らは成功する。ジョージ・オーウェルの『一九八四年』にある通りだ。「でももう大丈夫だ。万事これでいいのだ。闘いは終わった。彼は自分に対して勝利を収めたのだ。彼は今、〈ビッグ・ブラザー〉を愛していた」。**本物のマスター**はこのような強要を使う必要もない。多くの場合、君は彼が誰なのかすら知らない。そしてもしも彼を知れば、君は彼を愛する。全くの自由意志で。

マスターの教え——パブロ・エスコバル

パブロ・エスコバルは本物のマスターだ。ある時点で、「エル・パトロン・デ・マル」は世界で七番目の大富豪となった。多数の民衆に慕われ、その死後も現在に至るまで何万という人々に愛されている。多くの者は「パブリト」を二〇世紀最大の犯罪者と考えている。何千人もの人間（六〇〇名の警官と一人の大統領候補も含む）の殺害を命じた麻薬テロリストにして、自らの敵を焼き殺し、ばらばらに切り刻み、一〇七名の無辜の乗客が搭乗する七二七ジェット旅客機を爆破した男にしては、彼には確かに大勢のファンがいた。

いったいどうやって？

度量の大きさ

力だけが人を高貴といえる地位に就けることができる。

——アルフレッド・カジン

エスコバルには卓越したカリスマがあり、気分次第で優れた人格と他者への純粋な思い遣りを見せた。彼の行動の幾つかは、本書で論じたものだと気づくだろう。「初めてエスコバルに会った時、まるで神を見たような気がしました。彼の存在はそれほどまでに大きく、まるでオーラに包まれているようでした」と言うのはエスコバルのお抱え暗殺者のナンバーワンであるポパイ。彼は三〇〇〇人の殺人を計画し、その内三〇〇人は自らの手で実行した。「彼は人間がどう動くかを知っていました。ドン・パブロは彼に敬意を払う人間に対してはとても丁重でした。彼は自らが友人として示す愛情を通じて、人々の心を捉えていたのです……彼は一度も大声で怒鳴ったことはないし、悪口を言ったこともありません。何ひとつです。彼は公明正大な人間です。話す時はたくさんの敬意を込めてゆっくり喋ります。話しかける時には、真っ直ぐ相手の目を見詰めます」(8)。

ポパイがこう語っているこの男は、彼自身の恋人を殺せと命じた本人なのだ。「もしもパブロ・エスコバルが生まれ変わったら、私は躊躇うことなく彼の部下になります……彼はみんなに愛されていました。彼はわれわれに戦い方を教え、われわれに全てをくれました」(9)。ポパイのエスコバルへの愛は人を殺してもぐっすり安眠できる男のそれだ。ポパイにとって、殺しは「単にオフィスで過す一日のようなもの」だった。二人のサイコパスの関係は困難というが、その満足感は至上のものとなり得るのだ。

気前の良さ

パブロは莫大な漏出効果をもたらした。ただ自分の手下のみならず、遥かに多くの人口に対してだ。その中には無力で絶望的なまでに貧しい連中も含まれていた。彼の生まれ故郷の都市には、彼に因んで名を付けられた地区があり、人々は今も彼の顔入りのシャツや土産物を売っている。「自分が信仰してる聖人［の写真］を身に着けるみたいなもんさ」と地元民は言う。彼は何千何万という人を助けたし、当然のことながら、彼らが得られた目の前の利益は、彼らにとっては他所者の運命などより重要なのだった。「彼の犠牲者の苦痛は考慮するが、われわれとしては、われわれの喜びと感謝、ゴミ溜めを出てちゃんとした家に入ることの意味というものを理解してもらいたい」とは、バリオ・パブロ・エスコバルの別の住民の弁。[10] パブリトはあまりにも莫大な富を持っており、最終的には現金の束や財宝を、田舎の至る処にある秘密の洞窟に隠した。

明敏さ

パブロによれば、時に彼は神になったように感じることがあった。殺しを命ずるとその日の内に実行されるからだ。だがそうであっても、成功に自惚れることはなかった。常にクレバーで注意深かった。ある時点で、彼は追われる身となり、実質的に追い詰められた。政府と敵対カルテルに狩られ、合衆国で指名手配となった彼は降伏し、五年の刑期を受けることに同意した。だがそれには三つの条件があった。（1）自分自身の監獄を作る。（2）自分で看守を選ぶ。（3）合衆国に引き渡されない。彼の逮捕に有頂天となった政府は、彼に「ラ・カテドラル」の建設を許した。これは暗殺者を寄せ付けず、ドラッグ売買は継続できるように入念に設計された監獄だ。故郷を見下ろす丘の上、サッカー場にジャクジー、礼拝堂まで備えたこの監獄の中で、パブロは窓越しに電話で話ながら娘と会うことができた。地元民がラ・カテドラルを「ホテル・エスコバル」と呼んだのも不思議ではない。

ほとんど常に彼は自分を抑えることを知っていた。だがこの時、彼は四人の敵を監獄内に連れて来させ、そこで殺した。マスターも時にはミスを犯すのだ。このミスのお陰で、パブリトは命を失う羽目となる。

コロンビア軍がラ・カテドラルを包囲した。エスコバルを監禁するためだ。だがパブロは姿を消した。一説によれば彼は普通に裏門から歩いて出たという。また予め細工されていた壁の一部から脱出したという話もある。いずれにせよ、彼は立ち去った。それから一六ヶ月にわたって警察、軍、自警団、敵カルテルらが彼を血眼で捜し回ったが、見つからなかった。

「電話は命取りだ」とパブロは常々口にしていた。そして実際、電話の追跡によって敵は遂に彼に追いついた。息子に電話していた時、彼は追跡者たちが隠れ家のドアにやって来たのを聞きつけた。エスコバルは屋根に逃げたが、そこで万事窮すとなった。彼はかつて、生きたまま捕まるくらいなら自分の右耳を撃つと誓っていた。そして彼の息子によれば、「父はピストルに一五発の弾を詰めていると言っていた。一四発は敵用、そして最後の一発は自分用だ」[11]。かくしてパブロは屋根の上で発見された。致命傷は右耳であり、傍には彼のピストルがあった。死ですら、彼のイメージを高めた。彼は今も、墓を越えてマスターのままだ。

ホアキン・「エル・チャポ」・グスマンもまた、暫くの間、世界で最も有力な麻薬の売人だった。彼は何千人を守り、何千人を殺し、手下にトンネルを掘らせて何度も監獄から華々しく脱出し、シナオラ山地に要塞を持っていた。だがある意味でエル・チャポは自らの傲慢さに惑わされ、エスコバルになろうとした男だった。彼はプロデューサーらに自分を映画化させることを望んでいた。真のマスターならプロデューサー自ら映画化を望むものだ。

グスマンは自己顕示欲のあまり、ショーン・ペンを招いてインタヴューを受け「ローリング・ストーン」に掲載させた。彼自身と手下たちの安全を危険に曝す行為だ。彼が捕まったのは「俳優やプロデューサーたちとの繋がりを確立したためだ。そのため、新たな捜査線ができた」[12]。彼は現在、ニューヨークで獄中にあり、トンネルを掘るのも困難だ。注意――マスターたることはこれ以上もなく達成困難だ。無理になろうとしても、トラブルを招くだけだろう。これを教訓とせよ。

マスターとなるのにカルテルを運営する必要はない。スケールの問題じゃなくて、他人に君のやらせたいことを、自らの意志でやらせるということなのだ。これこそがマスターだ。極めて巧妙な技術だ。マスターたることは、強要とか、その他全ての公然と暴力や脅迫を用いる技術とは隔絶している。それは単に、より大きな武器を持っているから勝つということではない。みんなの応援を受けて勝つということなのだ。

われわれは人形を操っている人々に話しかけるのがよい。

――ロバート・ムガベ

エピローグ

俺はおまえらに聞かれたことは全部言った。おまえらがファックにしちまったんだ。

――O・J・シンプソン

ハンター・S・トンプソンは最後にはヘルズ・エンジェルズにこてんぱんにやられた。だから本書は始めたところで締め括ろう。君は一％の人間、つまりサイコパスだ。例外なく人間という奴は悪人になることにかけては仰天するほどのキャパシティを持っているが、君はホンモノだ。特別だ。頭抜けてる。だからご自愛なさって、そして忘れるな、「反社会性パーソナリティ障害の人間は、一般人よりも暴力が原因で早死にし易い」(1)。だから道を渡る時には左右に目を配れ。

本書を読むことで、君が注意を研ぎ澄ませ、信念を操る方法を身に付けてくれたなら、著者冥利に尽きる。認知バイアスを利用し、周囲の人間を動揺させる手段に積極的に携われ。戸惑わせ、驚かせろ。君はキュートに対する解毒剤だ。みんなのバランスを崩して慌てさせ、君一人がクールに仕切っていられたら、君は望むものを何だって手に入れられる。

まだまだ言うべきことはあるが、筆を置く時が来た。筆者が張った糸を辿ってくれ。今の君には既に、虚弱でバイアスの掛った人間の認知メカニズムとその利用法に関する研究を進めていくための語彙と速記がある。君が他人を操るということに対してもはやストレスを感じなくなり、正体を隠したまま成功するのに必要なツールを持ってくれるのが著者の願いだ。安心してくれ、時は熟した。真実と理性はゴミ山の中にある。レトリックは沸騰した。読書は終わった。歴史は忘れられた。ナルシシズムとバイアスは使用可能となった。人々は神経症、相対主義、恐怖に対しては反射的に縮み上がっている。その集中力は蚊ほども保たない。サイコパスよ、今こそ打って出るべき時だ。前進しろ、そして欲しいものを手に入れろ。何故なら欲しいんだから。シャイになるな。

謝辞

多くの感謝をジョセフ・クレイグ、アンドリュー・スチュアート、キャプテン・タスクに。彼らはこのプロジェクトを信じ、離陸を助けてくれた。ドクターK、ローラ・エイヴリ、アン・カーキート、アレク・ハモンド、アンジェラ・ジャイジ、ジャレド・カート、オレンジ・ジュリアス、M・H、ステファニー・リトル、モーゼス・チェインバーズに特別の感謝を。彼らは素晴らしい洞察とサポートをくれた。最後に、本書に貢献してくれた全ての匿名のソースと、引用した碩学たちに。彼らがそれを知ろうと知るまいと、喜んでくれようとくれまいと。特に、アーヴィング・ゴッフマンに。彼は天才だ。

参考文献

American Psychiatry Association. *Diagnostic and Statistical Manual of Mental Disorders, Fifth Edition*. Arlington VA: American Psychiatric Association, 2013.（『DSM-5 精神疾患の診断・統計マニュアル』日本精神神経学会日本語版用語監修、髙橋三郎・大野裕監訳、染矢俊幸・神庭重信・尾崎紀夫・三村將・村井俊哉訳、医学書院、二〇一四）

Babiak, P. and R. Hare. *Snakes in Suits: When Psychopaths Go to Work*. New York: Harper-Collins e-books, 2006.（ポール・バビアク＋ロバート・D・ヘア『社内の「知的確信犯」を探し出せ』真喜志順子訳、ファーストプレス、二〇〇七）

Carnegie, Dale. *How to Win Friends and Influence People*. New York: Simon and Schuster, 1936. Reprint hardcover edition, 2009.（D・カーネギー『人を動かす』山口博訳、創元社、二〇一六）

Chase, Stuart. *Guides to Straight Thinking; With 13 Common Fallacies*. New York: Harper, 1956.

Cleckley, Hervey, M.D., *The Mask of Sanity, An Attempt to Clarify Some Issues About the So-Called Psychopathic Personality*. Augusta, Georgia: Medical College of Georgia, 3rd-Edition, 1955.

Cohen, Stanley, *Folk Devils and Moral Panics*. New York: MacGibbon and Kee Ltd, 1972. Republished by Routledge, 2011.

Cuddy, Amy. *Presence: Bringing Your Boldest Self to Your Biggest Challenges*. New York: Little, Brown and Company, 2015.（エイミー・カディ『〈パワーポーズ〉が最高の自分を創る』石垣賀子訳、早川書房、二〇一六）

Dutton, Kevin. *The Wisdom of Psychopaths. What Saints, Spies and Serial Killers Can Teach Us about Success*. New York: Farrar, Straus and Giroux, 2012.（ケヴィン・ダットン『サイコパス――秘められた力』小林由香利訳、NHK出版、二〇一三）

Fallon, James. *The Psychopath Inside: A Neuroscientist's Personal Journey into the Dark Side of the Brain*. New York: Penguin Publishing Group, 2013.（ジェームス・ファロン『サイコパス・インサイド――ある神経科学者の脳の謎への旅』影山任佐訳、金剛出版、二〇一五）

Frankfurt, Harry G. *On Bullshit*. Princeton, New Jersey: Princeton Universiry Press, 2005.（ハリー・G・フランクファート『ウンコな議論』山形浩生訳、ちくま学芸文庫、二〇一六）

Gladwell, Malcolm. *Blink: The Power of Thinking Without Thinking*. New York: Little, Brown and Company, 2005.（マルコム・グラッドウェル『第1感――「最初の2秒」の「なんとなく」が正しい』沢田博・阿部尚美訳、光文社、二〇〇六）

Goffman, Erving. *The Presentation of Self in Everyday Life*. New York: Anchor Books, 1959.（E・ゴッフマン『行為と演技――日常生活における自己呈示』石黒毅訳、誠信書房、一九八五）

Grant, Adam. *Give and Take: Why Helping Others Drives Our Success*. New York: Viking, 2013.（アダム・グラント『GIVE & TAKE――「与える人」こそ成功する時代』楠木建監訳、三笠書房、二〇一四）

Greene, Robert. *The Art of Seduction.* New York: Penguin, 2001.（ロバート・グリーン＋ユースト・エルファーズ『成功者たちの誘惑術――9つのキャラクターと24のプロセス』齋藤千春訳、パンローリング、二〇一八）

Halvorson, Heidi Grant. *No One Understands You and What to Do About It.* Boston, Massachusetts: Harvard Business Review Press, 2015.（ハイディ・グラント・ハルヴァーソン『だれもわかってくれない――あなたはなぜ誤解されるのか』高橋由紀子訳、早川書房、二〇一五）

Hamilton, Patrick. "Gas Light." 1939. Published in the USA as "Angel Street: A Victorian Thriller in Three Acts." New York: A Samuel French Acting Edition, 1942.

Hare, Robert D. *Without Conscience.* New York: Pocket Books, 1995.（ロバート・Ｄ・ヘア『診断名サイコパス――身近にひそむ異常人格者たち』小林宏明訳、ハヤカワ文庫、二〇〇〇）

Heller, Joseph. *Catch 22.* New York: Simon & Schuster, 1955.（ジョーゼフ・ヘラー『キャッチ＝22』（上・下）飛田茂雄訳、早川書房、二〇一六）

Houston, Philip and Michael Floyd, Susan Carnicero. *Spy the Lie.* New York: St. Martin's Press, 2012.（フィリップ・ヒューストン＋マイケル・フロイド＋スーザン・カルニセロ＋ドン・テナント『交渉に使えるＣＩＡ流嘘を見抜くテクニック』中里京子訳、創元社、二〇一五）

James, Oliver. *Office Politics: How to Thrive in a World of Lying, Backstabbing and Dirty Tricks.* London, UK: Vermilion, 2013.

Korda, Michael. *Power! How to Get It. How to Use It.* New York: Random House, 1975.

Lyons, Dan. *Disrupted. My Misadventure in the Start-Up Bubble.* New York: Hachette Books, 2016.（ダン・ライオンズ『スタートアップ・バブル――愚かな投資家と幼稚な起業家』長澤あかね訳、講談社、二〇一七）

McNab, Andy, and Kevin Dutton. *The Good Psychopath's Guide to Success.* London, UK: Transworld Publishers. 2014.（ケヴィン・ダットン＋アンディ・マクナブ『サイコパスに学ぶ成功法則――あなたの内なるサイコパスを目覚めさせる方法』木下栄子訳、竹書房、二〇一六）

Orwell, George. *Down and Out in Paris and London.* New York: Houghton Mifflin Harcourt. 1972.（ジョージ・オーウェル『パリ・ロンドン放浪記』小野寺健訳、岩波文庫、一九八九）

Orwell, George. "Politics and the English Language." London, UK: *Horizon*, 1946.

Pennebaker, James W. *The Secret Life of Pronouns: What Our Words Say About Us.* New York: Bloomsbury Press, 2011.

Ronson, Jon. *The Psychopath Test.* New York: Penguin Publishing Group, 2011.（ジョン・ロンソン『サイコパスを探せ！――「狂気」をめぐる冒険』古川奈々子訳、朝日出版社、二〇一二）

Schacter, Daniel L. *Seven Sins of Memory: How the Mind Forgets and Remembers.* New York: Houghton Mifflin, 2001.（ダニエル・Ｌ・シャクター『なぜ、「あれ」が思い出せなくなるのか――記憶と脳の７つの謎』春日井晶子訳、日経ビジネス人文庫、二〇〇四）

Stout, Martha, PhD. *The Sociopath Next Door*. New York: Broadway Books, 2005.（マーサ・スタウト『良心をもたない人たち』木村博江訳、草思社文庫、二〇一二）

Sutton, Robert I. *The No Asshole Rule: Building a Civilized Workplace and Surviving One That Isn't*. New York: Hachette Publishing Group, 2007.（ロバート・I・サットン『あなたの職場のイヤな奴』矢口誠訳、講談社、二〇〇八ほか）

Thaler, Richard H. and Cass R. Sunstein, Nudge. New York: Penguin, 2009.（リチャード・セイラー＋キャス・サンスティーン『実践行動経済学——健康、富、幸福への聡明な選択』遠藤真美訳、日経ＢＰ社、二〇〇九）

Tzu, Sun. The Art of War.

Useem, Jerry. "Why It Pays to Be a Jerk." *The Atlantic*. http://www.theatlantic.com/magazine/archive/2015/06/why-it-pays-to-be-a-jerk/392066/.

Whyte, William H. *The Organization Man*. New York: Simon and Schuster, 1956. Reprint University of Pennsylvania Press, 2002.（W・H・ホワイト『組織のなかの人間——オーガニゼーション・マン』岡部慶三・藤永保訳、東京創元社、一九七一）

原注

序章

（1） Adam Grant, *Give and Take: Why Helping Others Drives Our Success* (Viking, 2013), 17.

（2） Tomas Chamorro-Premuzic, "The Dark Side of Charisma," *Harvard Business Review*, https://hbr.org/2012/11/the-dark-side-of-charisma (accessed November 2016).

（3） Dale Carnegie, *How to Win Friends and Influence People* (Simon and Schuster, 1936). Reprint hardcover edition, 2009), 76.

第1章

（1） Theodore Millon, et al., *Psychopathy: Antisocial, Criminal and Violent Behavior*, 1998. "Historical Conceptions of Psychopathy in the United States and Europe," 3.

（2） C.R.P. Boddy, "Corporate psychopaths and organizational type," *Journal of Public Affairs* 10 (2010): 300-310. J.M. Twenge, et al., "Birth cohort increases in psychopathology among young Americans, 1938–2007: A cross- temporal meta-analysis of the MMPI," *Clinical Psychology Review* 30 (2010): 145-54.

（3） Megan Drillinger, "Signs Someone You Know Is a Psychopath in Disguise," Huffington Post, http://www.huffingtonpost.com/thrillist/signs-someone-you-know-is_b_9168796.html (accessed April 2016).
Macrina Cooper-White, "11 Signs You May Be Dating A Sociopath," Huffington
Post: http://www.huffingtonpost.com/2013/08/23/11-signs-dating-a-sociopath_n_3780417.html (accessed April 2016).
Paula Carrasquillo, "On Dating A Sociopath," Huffington Post, http://www.huffingtonpost.com/2013/06/28/paula-carrasquillo-dating-sociopath_n_3518596.html (accessed April 2016).
Wray Herbert, "Psychopath. Successful Psychopath," Huffington Post, http://www.huffingtonpost.com/wray-herbert/psychopath-successful-psy_b_6955072.html (accessed April 2016).
Michael Shammas, "These Are the 10 Most Psychopathic Jobs in America," Huffington Post, http://www.huffingtonpost.com/mike-shammas/these-are-the-10-most-psy_b_4740345.html (accessed April 2016).

（4） Robert D. Hare, "Predators: The Disturbing World of the Psychopaths among Us," *Psychology Today* 27 (1994): 54–61; Martha Stout, *The Sociopath Next Door*, quoted on cover. (Broadway Books, 2005); American Psychiatric Association: *Diagnostic and Statistical Manual of*

Mental Disorders, Fifth Edition. Arlington, VA, American Psychiatric Association, 2013, 693.
（5）James Fallon, *The Psychopath Inside* (New York: Penguin, 2013), 15.
（6）I. Walker, "Psychopaths in Suits," Australian Broadcasting Corporation, 2005.
（7）Jonathan Pearlman, "1 in 5 CEOs are Psychopaths, Study Finds," *The Telegraph*, http://www.telegraph.co.uk/news/2016/0913/1-in-5-ceos-are-psychopaths-australian-study-finds/ (accessed March 2017).
（8）Kent A. Kiehl and Morris B. Hoffman, "The Criminal Psychopath: History, Neuroscience, Treatment, and Economics," *Jurimetrics* 51 (Summer 2011): 355–97.
（9）Ibid.
（10）James Fallon, *The Psychopath Inside*, 9.
（11）Ron Johnson, "Strange Answers to the Psychopath Test" TED Ideas Worth Spreading: https://www.ted.com/talks/jon_ronson_strange_answers_to_the_psychopath_test/transcript?language=en (accessed March 2017).
（12）Robert D. Hare, *Without Conscience*, 5.
（13）James Strachey (trans), *The Standard Edition of the Complete Psychological Works of Sigmund Freud*, Volume XX1, "Dostoevsky and Parricide" (The Hogarth Press and the Institute of Psycho-Analysis, 1961), 178.
（14）Hervey Cleckley, M.D., *The Mask Of Sanity: An Attempt To Clarify Some Issues About the So Called Psychopathic Personality*, 3rd Edition Preface, 1955, 11.
（15）Cathy Spatz Widom, "A Methodology for Studying Noninstitutionalized Psychopaths," *Journal of Consulting and Clinical Psychology* 45, no. 4 (1977): 674-83.
（16）Robert D. Hare, *Without Conscience*, 33–34.
（17）Ron Johnson, *The Psychopath Test*, (Penguin Publishing Group, 2011), 101–102.
（18）Scott A. Lillenfeld, Scott A., Ashley Watts, "Not all psychopaths are criminals - some psychopathic traits are actually linked to success," *The Conversation*, http://theconversation.com/not-all-psychopaths-are-criminals-some-psychopathic-traits-are-actually-linked-to-success-51282 (accessed March 2017).
（19）Ron Johnson, *The Psychopath Test*, 123.
（20）James Fallon, *The Psychopath Inside*: A Neuroscientist's Personal Journey Into the Dark Side of the Brain, (Penguin Publishing Group, 2013), 226.
（21）注：DSM-V には、さらに進歩した定義が section III に「新たな診断」として存在し、それは Hare のものによく似ている。
（22）D. Jones and D. Palhus, D., "Different Provocations Trigger Aggression in Narcissists and Psychopaths," *Social Psychological and*

Personality Science (2010).

(23) Scott A. Bonn, "How to Tell a Sociopath from a Psychopath," *Psychologv Today*, https://www.psychologytoday.com/blog/wicked-deeds/201401/how-tell-sociopath-psychopath accessed March 2017).

(24) James Fallon, *The Psychopath Inside*.

(25) Kevin Dutton, *The Wisdom of Psychopaths: What Saints, Spies and Serial Killers can Teach Us about Success*, (Farrar, Straus and Giroux, 2012), (Kindle, location 1027).

(26) Ernest Hemingway, as quoted in *The New Yorker*, November 30, 1929.

(27) Cathy Spatz Widom, "A Methodology."

(28) Robert D. Hare, *Without Conscience*, 69.

(29) P. Cherulnik; J. Way; S. Ames; D. Hutto, "Impressions of high and low Machiavellian men," *Journal of Personality* 49, no. 4 (1981): 388–400.

(30) Heidi Grant Halvorson, *No One Understands You and What to Do About It*, (Harvard Business Review Press, 2015). e-Book 2015, (Kindle location 723).

(31) D.L. Paulhus, "Interpersonal and Intrapsychic Adaptiveness of Trait Self-Enhancement: a Mixed Blessing?" *Journal of Personality and Social Psychology* 74 (1998): pp.1197–208.

(32) M. Levenson; K. Kiehl; C. Fitzpatrick, "Assessing psychopathic attributes in a noninstitutionalized population," *Journal of Personality and Social Psychology* 68 (1995): 151–158.

(33) William Hirstein, "What Is a Psychopath?" *Psychology Today*, https://www.psychologytoday.com/blog/mindmelding/201301/what-is-psychopath-0 (accessed January 2017).

(34) Scott A. McGreal, "Emotional Intelligence Not Relevant to Psychopaths," *Psychology Today*, https://www.psychologytoday.com/blog/unique-everybody-else/201209/emotional-intelligence-not-relevant-psychopaths (accessed March 2017).

(35) Scott A. McGreal, "Are Psychopaths Really Smarter Than the Rest of Us?" *Psychology Today*, https://www.psychologytoday.com/blog/unique-everybody-else/201612/are-psychopaths-really-smarter-the-rest-us (accessed April 2017).

(36) Jerry Useem, "Why It Pays to Be a Jerk," *The Atlantic*, http://www.theatlantic.com/magazine/archive/2015/06/why-it-pays-to-be-a-jerk/392066/ (accessed October 2016).

第2章

(1) 以下を含む多くの研究 : C. Lord; L. Ross; M. Lepper; "Biased Assimilation and Attitude Polarization: The Effects of Prior Theories on Subsequently Considered Evidence," *Journal of Personality and Social Psychology* 37, no. 11: 2098–2109.

(2) Heidi Grant Halvorson. *No One Understands You*: (Kindle location 439).
(3) Ibid., (Kindle location: 283).
(4) Chris, "The Truth Effect and Other Processing Fluency Miracles," *Science Blogs*, http://scienceblogs.com/mixingmemory/2007/09/18/the-truth-effect-and-other-pro/ (accessed March 2016).
(5) Ibid.
(6) B. Fischhoff, and R. Beyth, "'I knew it would happen': Remembered probabilities of once-future things," *Organizational Behaviour and Human Performance* 13 (1975), 1-16.

第3章

(1) Jerry Useem, "Why It Pays to Be A Jerk."
(2) P. Babiak, R. Hare, *Snakes in Suits: When Psychopaths Go to Work*, (Harper-Collins e-books, 2006), 10.
(3) Jon Ronson, *The Psychopath Test*, 110. Quoting Robert Hare.
(4) P. Babiak, R. Hare, *Snakes in Suits*, 201.
(5) Eric Ries, *The Lean Startup: How Today's Entrepreneurs Use Continuous Innovation to Create Radically Successful Businesses* (Crown, 2011).
(6) Dan Lyons, *Disrupted: My Misadventure in the Start-Up Bubble* (Hachette Books, 2016), 123–124.
(7) http://explorepahistory.com/hmarker.php?markerId=1-A-1AB (accessed April 2017).
(8) Ellen Cushing, "The Smartest Bro In the Room," *San Francisco Magazine*, http://www.modernluxury.com/san-francisco/story/the-smartest-bro-the-room#sthash.OMBeFg4j.dpuf (accessed April 2017).
(9) Mike Isaac, "Inside Uber's Aggressive, Unrestrained Workplace Culture," *The New York Times*, https://www.nytimes.com/2017/02/22/technology/uber-workplace-culture.html (accessed September 2017).
(10) Mike Issac, "Uber Faces Inquiry Over Use of Greyball Tool to Evade Authorities," *The New York Times*, https://www.nytimes.com/2017/05/04/technology/uber-federal-inquiry-software-greyball.html (accessed May 2017).
(11) Lucinda Shen, "Travis Kalanick Is Still Worth Billions After Resigning From Uber," *Fortune*, fortune.com/2017/06/21/travis-kalanick-net-worth-billions/ (accessed September 2017).
(12) Kevin Dutton, *The Wisdom of Psychopaths*, Location: 2512.
(13) James Fallon, "The Psychopath Inside," 54.
(14) Robert D. Hare, *Without Conscience*, 76.
(15) P. Babiak, R. Hare, *Snakes in Suits*, 241.
(16) Jason Beghe, as quoted in *Going Clear: Scientology and the Prison of Belief* Alex Gibney, HBO, 2015; Beghe, Jason "Speaking Freely,"

https://www.youtube.com/watch?v=KHbOBZyF5OK (accessed September 2017).
(17) Lauren Weber, "Today's Personality Tests Raise the Bar for Job Seekers," *Wall Street Journal*, http://www.wsj.com/articles/a-personality-test-could-stand-in-the-way-of-your-next-job-1429065001 (accessed April 2017).
(18) Ibid.
(19) William H. Whyte, *The Organization Man* (Simon and Schuster, 1956.) Reprint University of Pennsylvania Press, 2002, 405.
(20) Ibid., 405–406.
(21) Dan P. McAdams, "The Mind of Donald Trump," *The Atlantic*, http://www.theatlantic.com/magazine/archive/2016/06/the-mind-of-donald-trump/480771/ (Accessed August 2016).
(22) William H. Whyte, *The Organization Man,* 122.
(23) Dan P. McAdams, "The Mind of Donald Trump."
(24) Gary Fields, John R.Emshwiller, "As Arrest Records Rise, Americans Find Consequences Can Last A Lifetime," *The Wall Street Journal*, http://www.wsj.com/articles/as-arrest-records-rise-americans-find-consequences-can-last-a-lifetime-1408415402 (accessed March 2017).

第4章

(1) James Uleman, As quoted by Mark Rowh. "First Impressions Count," American Psychological Association: http://www.apa.org/gradpsych/2012/11/first-impressions.aspx (accessed January 2017.)
(2) Richard H. Thaler; Cass R. Sunstein, *Nudge: Improving Decisions About Health, Wealth, and Happiness* (Penguin Publishing Group, 2008), 19.
(3) Amy Cuddy, *Presence: Bringing Your Boldest Self to Your Biggest Challenges* (Little, Brown and Company, 2015), 21.
(4) Erving Goffman, *The Presentation of Self In Everyday Life* (Anchor Books, 1959).
(5) Michael Korda, *Power! How to Get It. How to Use It* (Random House, 1975).
(6) George Orwell, *1984* (Penguin Publishing Group, 1950).
(7) Unattributed, "Making Murder Respectable," *The Economist*, http://www.economist.com/node/21541767 (accessed February 2017).
(8) Joseph Heller, *Catch 22* (Simon & Schuster, 2011), 552.
(9) Amy Cuddy, *Presence*, 147.
(10) Amy Cuddy, "Your Body Language Shapes Who You Are," TED Talks: https://www.youtube.com/watch?v=Ks-_Mh1QhMc (accessed March 2016).
(11) Tanya L. Chartrand and John A. John A in "The chameleon effect: The perception-behavior link and social interaction," *The Journal of Personality and Social Psychology* 76 no. 6 (Jun 1999): 893–910.

(12) Nia-Malika Henerson, "Blacks, whites hear Obama differently," *Politico*, http://www.politico.com/story/2009/03/blacks-whites-hear-obama-differently-019538 (accessed March 2016).

(13) Sandra Blakeslee,"Mind Games: Sometimes a White Coat Isn't Just a White Coat," *New York Times*, http://www.nytimes.com/2012/04/03/science/clothes-and-self-perception.html (accessed April 2017).

(14) Ibid.

(15) Michael Korda, *Power!*.

(16) Sara Goldsmith, "The Rise of the Fork," *Slate*, http://www.slate.com/articles/arts/design/2012/06/the_history_of_the_fork_when_we_started_using_forks_and_how_their_design_changed_over_time_.html (accessed Februard 2017).

(17) Michael Korda, *Power!*.

(18) Tamara Rakic, "Psychologists show how accent shapes our perception of a person," *Science News*, https://www.sciencedaily.com/releases/2010/12/101217145649.htm (Accessed March 2017).

(19) Matt Dathan, "Does Your Accent Really Hinder Your Job Prospects?" *Guardian*, https://www.theguardian.com/careers/accent-hinder-job-prospects (accessed October 2016).

(20) Heidi Grant Halvorson, *No One Understands You*, (Kindle location 437).

(21) Ibid., (Kindle Locations 405–406).

(22) Kate DuBose Tomassi, "Most Common Resume Lies," *Forbes*: http://www.forbes.livepage.apple.comcom/2006/05/20/resume-lies-work_cx_kdt_06work_0523lies.html (accessed November 2016).

(23) Ibid.

第5章

(1) R. Christie; F. Geis, *Studies in Machiavellianism*, (New York: Academic Press, 1970).

(2) https://en.wikipedia.org/wiki/Regulatory_focus_theory.

(3) Stephanie Loiacono, "Rules the Warren Buffet Lives By," Investopedia: http://finance.yahoo.com/news/pf_article_108903.html (accessed October 2016).

(4) Steve Berglas, "10 Myths About Successful Entrepreneurs--Debunked," *Forbes*, https://www.forbes.com/sites/stevenberglas/2012/03/02/ten-myths-about-successful-entrepreneurs-debunked/3/#57228b6f1c94 (accessed Ferbruary 2017.)

(5) Robert I. Sutton, T*he No Asshole Rule - Building a Civilized Workplace and Surviving One That Isn't*, (Hachette Publishing Group, 2007). (Kindle Location 1781).

(6) M. Crawford, A. McConnell, A. Lewis, S. Sherman, "Reactance, Compliance and Anticipated Regret," *Journal of Experimental Social*

Psychology 38 (2002): 56–63.

(7) Jerry Useem, Jerry, "Why It Pays to Be A Jerk."

(8) Adam *Grant, Give and Take*, 7.

(9) Ibid., 7.

(10) F. Flynn; V. Lake, "If You Need Help, Just Ask: Underestimating Compliance with Direct Requests for Help," *Journal of Personality and Social Psychology* 95 no. 1 (2008): 128–143.

(11) A.W. Brooks, F. Gino, and M.E. Schweitzer, "Smart People Ask for (My) Advice: Seeking Advice Boosts Perceptions of Competence," *Management Science* 61, no. 6 (June 2015): 1421–1435.

(12) D. Katz, A. Caplan, J. Merz, "All Gifts Large and Small: Toward an Understanding of the Ethics of Pharmaceutical Industry Gift-Giving," *The American Journal of Bioethics* 3, no. 3 (2003):39–44.

第6章

(1) Michael Korda, *Power!*.

(2) Heidi Grant Halvorson, *No One Understands You*, (Kindle location 1211.)

(3) J. Overbeck, B. Park, "When power does not corrupt: Superior individuation processes among powerful perceivers," *Journal of Personality and Social Psychology* 81, no. 4 (2001): 549–565.

(4) Erving Goffman, *The Presentation of Self In Everyday Life*.

(5) より大きな力の後ろを走行すると、抵抗を減らすことができる。例えば「風洞試験において、時速五五マイルで走行するセミトレーラーの一〇〇フィート後ろを走ると、空気抵抗が四〇%減る」(https://www.treehugger.com/cars/drafting-behind-trucks-does-it-work.html (二〇一七年一〇月二一日閲覧)

(6) Robert I. Sutton, *The No Asshole Rule*, (Kindle location 778).

(7) Jerry Useem, "Why It Pays to Be a Jerk."

(8) Robert I. Sutton, *The No Asshole Rule*, (Kindle location 777).

(9) Ibid., (Kindle location 261).

(10) Adam Grant, *Give and Take*, 5.

(11) R. Ruback, D. Juieng, "Territorial Defense in Parking Lots: Retaliation Against Waiting Drivers," *Journal of Applied Social Psychology* 27, no. 9 (1997): 821–834.

(12) James W. Pennebaker, *The Secret Life of Pronouns: What Our Words Say About Us*, (Bloomsbury Press, 2011).

(13) Ellen Langer experiment as quoted in *Magic Words* by Tim David, (Prentice Hall Press, 2014).

(14) George Orwell, "Politics and the English Language," *Horizon*, GB London, 1946.

第7章

(1) Hervey M. Cleckley, *The Mask of Sanity*, 541.
(2) A. Book, T. Methot, N. Gauthier, et al., "The Mask of Sanity Revisited: Psychopathic Traits and Affective Mimicry" *Evolutionary Psychological Science* 1: 91 2015).
(3) William Shakespeare, *Macbeth*.
(4) William March, *The Bad Seed* (Holt, Rinehard & Winston, 1954). Reprinted by Vinage Books 2015.
(5) Andy McNab, Kevin Dutton, *The Good Psychopath's Guide to Success* (Transworld Publishers, 2014), 280.
(6) Michael Korda, *Power!*.
(7) S. Rick, S. Ross, M. Schweiter, "The Imbibing Idiot Bias: Consuming Alcohol Can Be Hazardous to Your (Perceived) Intelligence," *Journal of Consumer Psychology* (June 12, 2012).
(8) Cindy Ocean, "Theater Acting Techniques," Quizlet: https://quizlet.com/177919538/theatre-acting-techniques-flash-cards/ (accessed March 2017).
(9) Jonah Weiner, "Understanding James Franco" *Rolling Stone* 1258, April 7, 2016.
(10) http://www.goodreads.com/quotes/36719-i-try-to-stay-in-a-constant-state-of-confusion.
(11) Marlon Brando, foreword to *The Technique of Acting* by Stella Adler, (Bantam Books, 1988).
(12) Truman Capote, *In Cold Blood* (Random House 1966).
(13) Oliver P. John, Richard W. Robins, "Accuracy and bias in self-perception: Individual differences in self-enhancement and the role of narcissism," *Journal of Personality and Social Psychology* 66 no. 1 (1994): 206–219.

第8章

(1) Kirstin Weir, "The Power of Self Control," American Psychological Association: http://www.apa.org/monitor/2012/01/self-control.aspx (accessed April 2017).
(2) Psyblog, "Does Familiarity Breed Liking or Contempt?" *Psyblog*: http://www.spring.org.uk/2011/09/does-familiarity-breed-liking-or-contempt.php (accessed April 2017).
(3) Heidi Grant Halvorson, *No One Understands You*, (Kindle location 678.)
(4) George Orwell, *Down and Out in Paris and London* (George Orwell, 1933). Reprinted by Houghton Mifflin Harcourt, 1972, 76.
(5) 注：プロフェッショナルのセキュリティ上の理由で、氏名は省略した。

(6) George Orwell, *Down and Out in Paris and London*, 79.
(7) Adam Green, "A Pickpocket's Tale," *The New Yorker*, http://www.newyorker.com/magazine/2013/01/07/a-pickpockets-tale?mbid=nl (accessed March 2017).
(8) Adam Gopnik, "The Real Work," *The New Yorker*, http://www.newyorker.com/magazine/2008/03/17/the-real-work?mbid=nl (accessed March 2017).
(9) A. Mack, I. Rock, *Innatentional Blindness* (MIT Press 1998).
(10) S. Macknik, M. King, et al., "Attention and awareness in stage magic: turning tricks into research," *Nature Reviews*: http://www.nature.com/nrn/journal/v9/n11/full/nrn2473.html (accessed May 2017).
(11) Ibid.
(12) 注：Goffman, Erving による造語。説明は著者。
(13) Robert I. Sutton, *The No Asshole Rule*, (Kindle location 1543).

第9章

(1) Robert Greene, *The Art of Seduction* (Penguin, 2001).
(2) Richard H. Thaler, Cass R. Sunstein, *Nudge*, 33–34.
(3) Ibid., 6.
(4) Survey, "America's Top Fears 2016," Chapman University: https://blogs.chapman.edu/wilkinson/2016/10/11/americas-top-fears-2016/ (accessed February 2017).
(5) Dan Lyons, *Disrupted*, 77.
(6) James Fallon, *The Psychopath Inside*, 207.
(7) Andy McNab, Kevin Dutton, *The Good Psychopath's Guide to Success*, 217.
(8) Richard H. Thaler, Cass R. Sunstein, *Nudge*, 08.
(9) Robert I. Sutton, *The No Asshole Rule*, (Kindle location 360).
(10) Upton Sinclair, *I, Candidate for Governor: And How I Go Licked* (Farrar and Rinhehart, 1935). Reprinted Berkeley: University of California Press, 1994.

第10章

(1) Jerry Useem, "Why It Pays to Be a Jerk."
(2) Ibid.

（3）James Fallon, *The Psychopath Inside*, 223.
（4）Megan Garber, "It Pays to Be a Jerk, Bob Dylan Edition," *The Atlantic*, http://www.theatlantic.com/entertainment/archive/2016/11/it-pays-to-be-a-jerk-episode-4745-bob-dylan/507935/ (accessed December 2016.).
（5）Michael Korda, *Power!*.
（6）Laura Stampler, "The Bizarre History of Women's Clothing Sizes," *Time magazine*, http://time.com/3532014/women-clothing-sizes-history (accessed November 2016).

第11章

（1）Michael Korda, *Power!*.
（2）Erving Goffman, *The Presentation of Self In Everyday Life*.
（3）Harry G. Frankfurt, *On Bullshit* (Princeton University Press, 2005).
（4）Staff, "Help Us Diagram This Sentence," *Slate*, http://www.slate.com/blogs/lexicon_valley/2015/07/31/donald_trump_this_run_on_sentence_from_a_speech_in_sun_city_south_carolina.html (accessed February 2017).
（5）注：優れたマキャヴェリアンたちに支持されているグッドアイデア。"Impressions of high and low Machiavellian Men" by Cherulnik P.; Way J.; Ames S.; Hutto, D. 1981 の実験を参照。
（6）Frank Kelly Rich, "How to Ace an Intervention," *Modern Drunkard*, http://www.drunkard.com/03-03_intervention/ (accessed January 2017).
（7）Oliver James, *Office Politics: How to Thrive in a World of Lying, Backstabbing and Dirty Tricks*, (Vermilion, 2013), 3.
（8）Erving Goffman, *The Presentation of Self in Everyday Life*.
（9）Philip Houston, Michael Floyd, Susan Carnicero. *Spy the Lie* (St. Martin's Press, 2012) Paraphrased.
（10）Ibid., (Kindle location 1132).
（11）James W. Pennebaker, *The Secret Life of Pronouns*.
（12）Mark Seal, "The Man In the Rockefeller Suit," *Vanity Fair*, http://www.vanityfair.com/style/2009/01/fake_rockefeller200901 (accessed February 2017).
（13）Malcolm Gladwell. *Blink: The Power of Thinking Without Thinking* (Little, Brown And Company, 2005).
（14）Stuart Chase, *Guides to Straight Thinking: With 13 Common Fallacies* (Harper, 1956).
（15）Marina Krakovksy, "When Threats Are Better Than Anger," Stanford Business. https://www.gsb.stanford.edu/insights/when-threats-are-better-anger (accessed April 2017).
（16）I. Lewis, B.Watson, R. Tay, K.M. White, "The role of fear appeals in improving driver safety: A review of the effectiveness of fear-arousing

(threat) appeals in road safety advertising," *International Journal of Behavioral Consultation and Therapy* 3 no. 2 (2007): 203–222.

（17）Sebastian Bailey, "The Psychological Tricks Behind Apple's Service Secrets," Forbes, https://www.forbes.com/sites/sebastianbailey/2012/09/11/the-psychological-tricks-behind-apples-service-secrets-2/#55f66dd2124e (accessed April 2017).

第12章

（1）Tzu, Sun, *The Art of War*.

（2）*The WEEK*, 16 no. 797 (November 18, 2016).

（3）Staff. "What Does Putin Want?" *The Week*, http://theweek.com/articles/672835/what-does-putin-want (accessed Ferbruary 2017).

（4）Olivia Goldhill, "A Philosopher's 350-Year-Old-Trick . . . ," Quartz Media, https://qz.com/778767/to-tell-someone-theyre-wrong-first-tell-them-how-theyre-right/?utm_source=kwfb&kwp_0=338025&kwp_4=1289586&kwp_1=573529 (accessed November 2016).

（5）Andrew Higgins, "Foes of Russia Say Child Pornography is Planted to Ruin Them," *The New York Times*, https://www.nytimes.com/2016/12/09/world/europe/vladimir-putin-russia-fake-news-hacking-cybersecurity.html?_r=0 (accessed December 2016).

（6）Patrick Hamilton, "Gas Light," 1939. Published in the USA as "Angel Street: A Victorian Thriller in Three Acts," A Samuel French Acting Edition, 1942, (Kindle location 570).

第13章

（1）P. Babiak, R. Hare, *Snakes in Suits*, 88.

（2）Robert D. Hare, *Without Conscience*, 65.

第14章

（1）Jerry Useem, "Why It Pays to Be a Jerk."

（2）Geoffrey Sonnabend, as quoted in *The Museum of Jurassic Technology Jubilee Catalogue*, Society for the Diffusion of Useful Information Press, 2002.

（3）K. Fujita; S. Itakura. Diversity of Cognitions; Evolution, Development, Domestication, Pathology (Kyoto University Press, 2006), 303.

（4）Daniel L. Schacter, *Seven Sins of Memory, How the Mind Forgets and Remembers*. Houghton Mifflin. 2001. Terminology from him, descriptions by me.

（5）Susan Krauss Whitbourne, "Happiness: It's all About the Ending." Psychology Today. https://www.psychologytoday.com/blog/fulfillment-any-age/201209/happiness-it-s-all-about-the-ending (accessed May 2017).

（6）Richard Dawkins, "Viruses of the Mind"; *Dennett and His Critics: Demystifying Mind*. Blackwell Publishers. 1993.

(7) Stanley Cohen, *Folk Devils and Moral Panics*. 1972. Republished by Routledge, 2011.

(8) Christopher Bucktin, "Meet Pablo Escobar's Hitman." http://www.mirror.co.uk/news/world-news/meet-pablo-escobars-hitman-worlds-8857026 (accessed January 2017). Emphasis, mine.

(9) Harriet Aexander, "How 'Popeye' became Pablo Escobar's Favourite Hitman. *The Telegraph*. http://www.telegraph.co.uk/news/worldnews/southamerica/colombia/11058550/How-Popeye-became-Pablo-Escobars-favourite-hitman.html (accessed January 2017).

(10) Arturo Wallace, "Drug Boss Pablo Escobar Still Divides Colombia," BBC News, http://www.bbc.com/news/world-latin-america-25183649 (accessed January 2017).

(11) Isabel Vincent, "Pablo Escobar's Son Says His Dad's Death Was By Suicide," *The New York Post*, http://nypost.com/2016/08/14/pablo-escobars-son-says-his-dads-death-was-by-suicide/ (accessed May 2017).

(12) David Agren, "El Chapo Capture: Mexico Drug Lord's 'Desire to Make Biopic' Helped Agents Find Him," *The Guardian*, https://www.theguardian.com/world/2016/jan/09/el-chapo-capture-mexico-drug-lords-desire-to-make-biopic-helped-agents-find-him, (accessed February 2017).

エピローグ

(1) American Psychiatry Association. *Diagnostic and Statistical Manual of Mental Disorders, Fifth Edition*. Arlington VA. American Psychiatric Association, 2013: 693.

翻訳者あとがき

あなたには、人間としての良心というものはありますか？　責任感や罪悪感、他人への共感などという概念が、言葉では理解できても、今ひとつ実感も想像もできないということはありませんか？　悲惨な事故や事件、災害や戦争などのニュースを見てわけもなくワクワクしてしまったりすることはないでしょうか？

こうした問いに（建前はともかく、本音では）即座に「ノー」と答えられるあなた、本書はそんなあなたを応援しています！

本書はＰ・Ｔ・エリオット著『ソシオパスの出世ガイド――人心操作の暗黒技術のためのＴＩＰＳ』（P.T. Elliott, The Sociopath's Guide to Getting Ahead: Tips for the Dark Art of Manipulation, Skyhorse Publishing, New York, 2018）の全訳です。邦題に関しましては、出版社の営業の方々との協議の上、日本では「ソシオパス」よりも「サイコパス」の方がより人口に膾炙しているとの判断から、『サイコパスのすすめ』となりました。なおそれに伴いまして、本文中の訳語も、原文のsociopathのほとんどを「サイコパス」と訳しております。学術的な観点から厳密に言うならばとんでもない話でもありましょうが、元々この著者自身がこの二つの言葉を厳密に区別していないことからして、本書に限って言えば、営業上の戦略ということでどうかご寛恕願います。

著者P・T・エリオットはペンシルヴェニア大学で哲学を専攻した女性著述家で、アメリカン・フィルム・インスティテュートのフェロウ。シナリオライターとしてさまざまな賞を受賞し、現在は映画作品のアート・ディレクターとして活躍しています。日本でも公開された『ハンガー・ゲーム　FINAL：レジスタンス』(二〇一四)や『キングコング：髑髏島の巨神』(二〇一七)などの作品に携わっており、また著述家としては本書の他、楽しいお酒の呑み方ガイドである100 Proof: An Indispensable, Practical Guide for Drinkers Everywhere、および無から有を生み出す貧乏生活ガイドCracker Ingenuity: Tips from the Trailer Park for the Chronically Brokeなどを上梓しています。

これまで「お酒」や「貧乏生活」をテーマに、一貫して生活を楽に、楽しくするためのTIPSを集めたガイド本を世に問うてきた著者が、次なるテーマとして選んだのが何と「サイコパス」──つまり本書です。そしてもちろん、その内容はこれまで通り「サイコパスとしての生活を楽に、楽しくするためのTIPS」を満載する画期的なガイド本となりました。

さてサイコパスとは、一般に「精神病質者」と訳され、「精神病ではないものの、正常との中間状態」あるいは「人格の正常からの変異、逸脱」を言うとされています。本書にも登場する「精神障害の診断と統計マニュアル」(DSM)などでは、「反社会性パーソナリティ障害」と分類されています。その特徴としてよく挙げられるのは、良心の欠如、他人に対する冷淡さ、虚言癖、責任感や罪悪感の無さ、自己中心性、そして口が上手くて一見魅力的、といったところでしょうか。現状では、こうした特徴に「反社会性」が加わると、サイコパスという診断が下されるようです。

何しろごく普通の、良心もあれば他人に共感もする一般人から見れば実に不気味で、恐ろしい存在と見られがちなサイコパスですから、メディアにもよく取り上げられますし、小説や映画などのフィクションにも頻繁に登場します。そんなこんなで、日本でも「サイコパス」という言葉だけは誰もが日常的に耳にする語彙となっているのではないでしょうか。

もちろん、サイコパスをテーマとするノンフィクションも数限りなく出版されています。とはいうものの、これまで出版されたサイコパス本のほとんどは、一般人の立場から、「サイコパスとは何か」「どのような特徴を持った人種なのか」そしてとりわけ「良心ある善人たる自分が、サイコパスの被害を防ぐにはどうしたらよいのか」といった観点からのみ書かれたものが主流であったような気がします。有名なサイコパス本（『良心をもたない人たち 25人に1人という恐怖』『サイコパスという名の怖い人々』『サイコパスを探せ』など）のタイトルを見ても、そうした傾向は如実に窺えるでしょう。

言い換えれば今の世の中は、サイコパスに関する認知が高まると同時に、サイコパスに対するこうした一方的な「偏見」や「ヘイト」も形作られているということになります。サイコパスという概念が広く知られる以前に比べて、ある意味ではサイコパスの方々にとっては暮らしにくい世界になったというわけなのです。

そんな中で本書は、極めて稀少とも言える「サイコパスの方々に向けたサイコパス本」として書かれています。サイコパスにとって暮らしにくい現代をいかにしてサヴァイヴしエンジョイするか？　そしていかにしてサイコパスとしての能力・才覚を活かし、この世の出世街道を驀進し、自分なりの成功をつかみ取るか？

本書にはサイコパスの方々がこうした目的を達成するための実践的なノウハウが満載されています。サイコパスに最適な仕事を見つけるには？　上手に履歴書をでっち上げるには？　面接官に最高の第一印象を与えるには？

本書の技法を活用すれば、人間の中に抜きがたく存在するバイアスを見極め、活用することも思いのまま。さあ、同僚たちの心理を自在に操作して、ムカつく奴はばんばん倒していきましょう。サイコパスとしての本性の隠し方や手下の作り方、対立を煽って漁夫の利を得る方法、敵を自滅に追い込む方法など、およそサイコパスとして生きる上で必要なＴＩＰＳは一通り網羅されています。サイコパスの方々にとっても極めて実用的、そうでない人にとっても、逆の意味でまた実用的。否、誰しも心の奥底にはサイコパスな自分を隠し持っていると考えれば、どなたにもお奨めできる必携の実用書と言えるでしょう。

というような宣伝文句はさておき、まさしく本書は、世に溢れ返っている「自己啓発本」の露悪的なパロディとして読める仕掛けとなっています。原書の出版社は本書を「実用的な風刺文学」と述べていますが、まさに言い得て妙でもありましょう。

なお最後になりましたが、念のために申し上げておくと、著者エリオットのことは存じ上げませんが、改めて言うまでもなく翻訳者はサイコパスではありません。断じて。

二〇一九年初春

翻訳者識

サイコパスのすすめ

人と社会を操作する闇の技術

2019年 3 月 1 日　第 1 刷印刷
2019年 3 月 15 日　第 1 刷発行

著者――P・T・エリオット
訳者――松田和也

発行人――清水一人
発行所――青土社
〒101-0051　東京都千代田区神田神保町 1-29　市瀬ビル
［電話］03-3291-9831（編集）　03-3294-7829（営業）
［振替］00190-7-192955

印刷・製本――シナノ印刷

装幀・カバー写真――竹中尚史

Printed in Japan
ISBN978-4-7917-7145-5　C0011